Natasha Handoo
Deeksha Ahuja
Gurpreet Kaur

# Inteligência Artificial em Medicina Dentária

Natasha Handoo
Deeksha Ahuja
Gurpreet Kaur

# Inteligência Artificial em Medicina Dentária

## Moldar o futuro da medicina dentária inteligente - da digitalização à inteligência artificial

ScienciaScripts

Cover image: www.ingimage.com

This book is a translation from the original published under ISBN 978-620-7-64992-1.

Publisher:
Sciencia Scripts
is a trademark of
Dodo Books Indian Ocean Ltd. and OmniScriptum S.R.L publishing group

120 High Road, East Finchley, London, N2 9ED, United Kingdom
Str. Armeneasca 28/1, office 1, Chisinau MD-2012, Republic of Moldova, Europe
Printed at: see last page
**ISBN: 978-620-8-16841-4**

Conteúdo

*Este trabalho é*
*dedicado*
*a*

NAISHA HANDOO

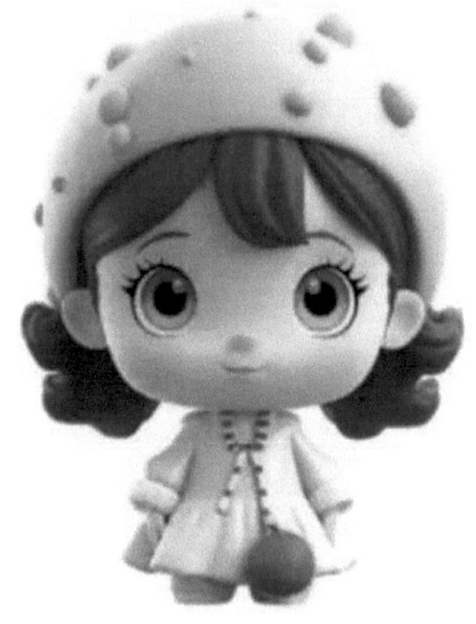

## RECONHECIMENTO

Reconheço humildemente a presença do Senhor Shiva e agradeço-lhe a minha fé inabalável, que me ajudou a superar sem problemas a tarefa de publicar com êxito este manuscrito.

É, de facto, um ponto de viragem na minha carreira de estudante escrever algumas palavras de imensa gratidão a certas pessoas que tiveram um enorme impacto na minha forma de ver as coisas, não como elas são, mas como deveriam ser.

É com grande orgulho e honra que presto homenagem à **Dra. Gurpreet Kaur, Professora e Diretora do Departamento de Periodontia e Implantologia Oral** do National Dental College and Hospital Derabassi. A sua presença na minha orientação quotidiana fará para sempre parte de mim e será uma recordação valiosa para guardar ao longo da minha vida. Estou-lhe eternamente grato. Não será exagero dizer que, se não fosse o seu conhecimento enciclopédico, as suas ideias, as suas críticas estimulantes e o seu escrutínio imaculado, o trabalho não teria visto a luz do dia.

Ficarei para sempre em dívida e grato à minha orientadora**, a Dra. Deeksha Ahuja, professora catedrática do Departamento de Periodontia e Implantologia Oral** do National Dental College and Hospital, Derabassi, pela sua atitude sempre prestável e pelos valiosos conselhos que me deu durante todo o período de realização deste trabalho de dissertação. Ela deu-me toda a ajuda e orientação possíveis durante todos estes dias. O seu apoio infalível, os seus esforços incansáveis, a sua orientação inabalável e o seu encorajamento constante permitiram-me realizar este trabalho da melhor forma possível.

Os meus mais profundos agradecimentos ao **Dr. Sumit Kaushal, Professor, Dept. Of Periodontics and Oral Implantology** National Dental College and Hospital, Derabassi, pela sua paciência, encorajamento constante e pelo seu apoio altruísta e infalível ao trabalho.

Não tenho palavras para exprimir a minha gratidão à **Dra. Navneet Kaur, leitora do Departamento de Periodontia e Implantologia Oral** do National Dental College and Hospital, Derabassi, pelo seu encorajamento, sugestões, ideias e apoio constante.

Gostaria de exprimir a minha sincera gratidão ao **Tenente-Coronel Gurbir Singh Sandhu, Presidente** do National Dental College and Hospital, Derabassi.

É com imenso prazer que transmito a minha profunda gratidão ao meu respeitado **Diretor, Dr. Vinay S Dua**, pela permissão, ajuda e orientação durante a realização deste trabalho e por me ter deixado orgulhoso ao fornecer-me a marca de ser um produto desta instituição.

As palavras parecem inadequadas para expressar a minha gratidão ao meu estimado pai**, Sr. Dalip kumar Handoo, e** à minha respeitada mãe**, Sra. Nirmala,** pelo seu amor, bênçãos, motivação, apoio e afeto. É graças ao seu trabalho árduo e à sua dedicação que hoje posso exprimir os meus agradecimentos a todos.

Agradeço também ao meu **irmão, Ravish Handoo, e** à minha **cunhada, Priyanka Bhat**, que sempre me ajudaram quando precisei. Sinto-me abençoada *por ter* ***amigos*** *como a* ***Dra. Bhavya Pruthi, o Dr. Umesh Garg, o Dr. Rohan Vashisht e o Dr. Avinab Mongra****, que sempre me apoiaram, me deram um apoio incondicional para dar o melhor de mim e se tornaram os meus pilares de força em todas as provas da vida. Dedico este trabalho à minha família e aos meus amigos, que sempre se dedicaram ao meu aperfeiçoamento.*

*Uma nota especial de agradecimento aos meus PGs seniores****, Dra. Shefali Badola, Dr. Akshit e Dr. Arru,*** *e aos meus co-PGs* ***Dra. Harleen Kaur e Dra. Tulica Mittal.*** *Os meus sinceros agradecimentos pelo seu comportamento sempre prestável, pela motivação e pelo apoio que me deram para a realização deste projeto*

**DATA: Dra. Natasha Handoo**

***LOCAL: Derabassi (NOME DO CANDIDATO)***

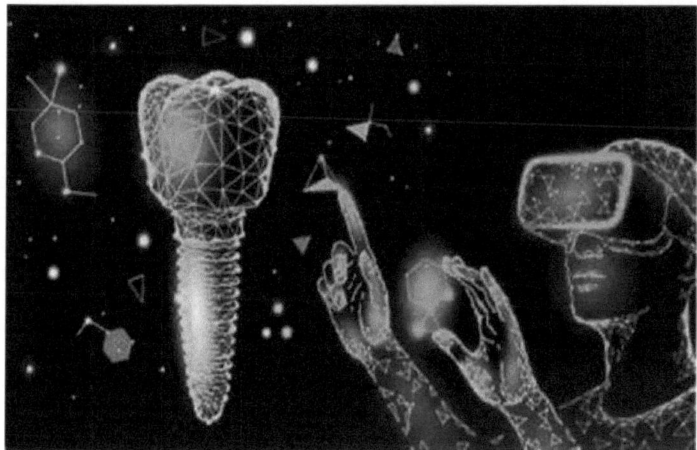

## INTRODUÇÃO

A doença periodontal é uma doença inflamatória crónica que afecta o periodonto e é classificada em gengivite e periodontite, com danos reversíveis e irreversíveis nos tecidos, respetivamente.[1,2] É uma das doenças orais mais proeminentes, sendo responsável por uma quantidade significativa de encargos globais de saúde pública todos os anos. A doença periodontal é causada pela acumulação de biofilme de placa bacteriana ao longo da margem gengival, resultando numa inflamação gengival localizada e em respostas do hospedeiro.[3,4] Uma fase inicial da doença periodontal, a gengivite, pode ser revertida através da remoção da placa bacteriana e a progressão para fases mais avançadas da periodontite pode ser travada. Para um autocuidado adequado ou cuidados profissionais, é crucial compreender e avaliar os sinais clínicos de cada local. Estas alterações inflamatórias são geralmente avaliadas visualmente pelos dentistas, e os doentes podem não estar conscientes da progressão da doença devido à sua natureza crónica e à ausência de sintomas agudos.

Medidas eficazes de controlo da placa bacteriana, como a escovagem dos dentes e a limpeza interdentária, são fundamentais para a prevenção e o controlo da doença periodontal. Os estudos revelaram que as consultas dentárias frequentes são dispendiosas, mas ineficazes na obtenção de um controlo satisfatório e sustentado da placa bacteriana em locais específicos, apesar de serem afectados recursos significativos para motivar e reforçar as medidas de higiene oral e de controlo da placa bacteriana dos pacientes.[5] Anteriormente, o diagnóstico era efectuado utilizando sondas e indicações clínicas de doenças, juntamente com radiografias.[6] Atualmente, foram introduzidos inúmeros avanços nos sistemas de sondagem avançados que podem ajudar a identificar as medidas exactas e precisas da profundidade da bolsa e da perda de fixação clínica. De acordo com os avanços nos sistemas de sondagem, foram também criadas estratégias radiográficas mais recentes que nos proporcionam uma visão a 3-D dos defeitos presentes na doença periodontal.

No entanto, o protocolo ou procedimento padrão para o tratamento da doença periodontal tem sido a destartarização e o alisamento radicular, mas, desde há algumas décadas, foram introduzidas novas técnicas em conjunto com a destartarização e o alisamento radicular, que não só são eficazes e úteis na eliminação da doença, como também estão a recuperar a perda de tecido periodontal, tal como foi conseguido através de cirurgias de retalho, para o funcionamento normal do periodonto e do aparelho de fixação. Quando aplicada aos domínios da medicina e da medicina dentária, a Inteligência Artificial (IA) pode constituir uma solução para este problema clínico persistente. A aplicação da IA em várias áreas da medicina dentária tem vindo a ganhar força entre as comunidades dentárias nos últimos anos, sob a designação de medicina dentária digital automatizada. Há muitas aplicações clínicas da IA em medicina dentária, desde a análise de radiografias 2D à reconstrução de coroas em 3D, e a IA tem sido utilizada na deteção de gengivite a partir de fotografias intra-orais.[7]

Vários tipos de robôs já fazem parte da nossa vida quotidiana, apoiam a produção em aplicações industriais, cortam a relva e limpam o chão. A atual geração de robôs seguros para o ser humano é finalmente capaz de trabalhar diretamente com colegas de trabalho humanos, ajudando-os e aliviando-os de tarefas de rotina entediantes e laboriosas.[8] Ao utilizar a tecnologia de robôs inteligentes nos consultórios dentários, por exemplo, como assistentes do dentista, a atual infraestrutura tecnológica pode ser aumentada de muitas formas benéficas. Entre os factores mais motivadores podem estar, na verdade, os factores humanos, ou seja, a potencial sobrecarga mental e física dos assistentes humanos após longas horas de trabalho que exigem uma concentração constante ou a falta de ambientes de trabalho ergonómicos. Isto pode levar a outros problemas, como a diminuição da limpeza e erros durante o exame médico, o diagnóstico da doença ou o planeamento do tratamento. Além disso, é possível que haja negligência geral em relação às tarefas de rotina diárias (por exemplo, enxaguamento dos tubos de água da cadeira dentária, limpeza de superfícies e instrumentos no consultório dentário). Uma vez que os assistentes robotizados não se cansam e são capazes de repetir indefinidamente os seus fluxos de trabalho, os recursos humanos podem ser libertados para outras tarefas que os robôs não são capazes de realizar, como a interação social direta com os pacientes ou outro trabalho com elevados requisitos cognitivos.

No contexto da robótica, o domínio do planeamento autónomo de tarefas inclui métodos da inteligência artificial clássica, como os algoritmos de pesquisa em árvores e o planeamento simbólico de tarefas[9] , que são utilizados para planear autonomamente uma sequência de acções a fim de atingir um objetivo desejado. A maioria destes métodos tem origem em trabalhos que não estão relacionados com a robótica, mas que são muito aplicáveis. É importante distinguir a IA do desenvolvimento tradicional de software.

Na abordagem tradicional do desenvolvimento de software, os investigadores identificam uma série de etapas de processamento e, opcionalmente, uma estratégia dependente dos dados para chegar aos resultados. A melhor forma de o fazer é descrever a receção de um input, o seu cálculo através de uma estratégia pré-definida de sub-tarefas e o retorno de um output. Como tal, embora desempenhe tarefas incrivelmente úteis para a humanidade, requer grandes quantidades de esforço para realizar tarefas complexas e corre o risco de proporcionar apenas uma disponibilidade limitada para adaptação a cenários imprevistos. A inteligência artificial, pelo contrário, tem um modo de trabalho diferente. Quando se desenvolve uma ferramenta baseada em IA, são fornecidos tanto os dados de entrada como os dados de saída necessários **(Figura 1)**. A abordagem da IA afinará então a ferramenta para potenciar a ligação entre as entradas e as saídas, que podem então ser utilizadas em novos conjuntos de dados, normalmente com um desempenho notável.

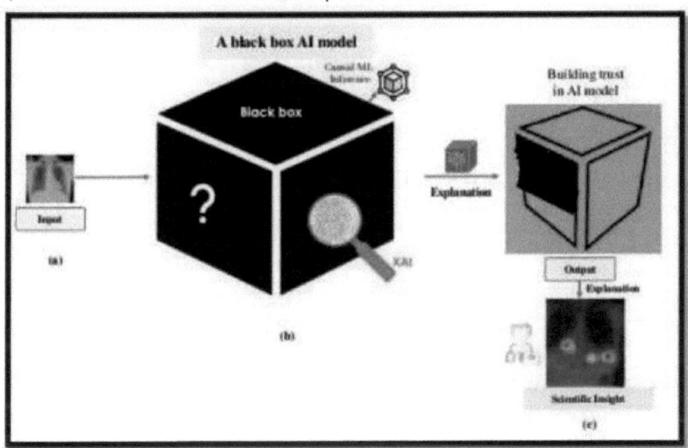


FIG-1 O MODELO DE IA DA CAIXA NEGRA

Numerosos artigos descrevem a medicina dentária digital como uma "mudança de paradigma" ou "revolucionária", estes artigos levam os pacientes a acreditar que a tecnologia dentária digital é atualmente a corrente dominante das práticas dentárias diárias, mas, no âmbito da periodontologia e implantologia, a IA ainda se encontra numa fase relativamente incipiente e ainda não foi utilizada em todo o seu potencial. Com as vantagens da assistência ao diagnóstico, da análise de dados e da regressão pormenorizada, parece que se pode ganhar muito com a aplicação da IA aos tratamentos dentários. Dada a relativa escassez de literatura nesta área, esta dissertação teve como objetivo avaliar a evidência atual sobre a utilização da inteligência artificial no campo da periodontia e da implantologia dentária.

CAPÍTULO 1

# INTELIGÊNCIA ARTIFICIAL - O QUE DEVE PENSAR

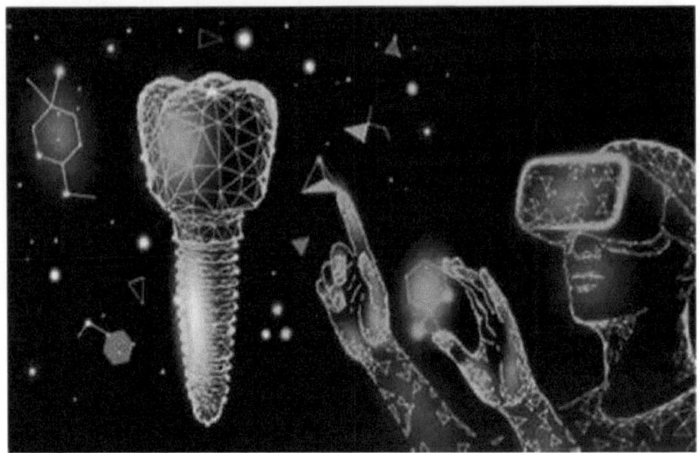

## INTELIGÊNCIA ARTIFICIAL - O QUE DEVE PENSAR

A Inteligência Artificial (IA) surgiu como uma força transformadora em vários sectores, e a medicina dentária não é exceção. Nos últimos anos, as tecnologias de IA deram passos significativos na revolução dos consultórios dentários, oferecendo soluções inovadoras para melhorar o diagnóstico, o planeamento do tratamento, os cuidados ao paciente e as tarefas administrativas. Esta introdução irá explorar as aplicações da IA na medicina dentária, destacando os seus potenciais benefícios e avanços. Uma das principais áreas em que a IA está a ter um impacto profundo na medicina dentária é o diagnóstico por imagem. Os algoritmos de IA estão a ser utilizados para analisar radiografias dentárias, imagens panorâmicas e digitalizações 3D, ajudando na deteção de várias condições orais, como cáries, doenças periodontais e anomalias nas estruturas dos dentes e dos maxilares. A capacidade dos sistemas de IA para analisar vastos conjuntos de dados permite diagnósticos mais precisos e eficientes, contribuindo para uma intervenção precoce e melhores resultados para os pacientes.[10] As tendências recentes nas aplicações de IA para imagiologia de diagnóstico em medicina dentária têm-se centrado na melhoria da precisão e da eficiência da análise radiográfica. Os algoritmos de IA, em particular os modelos de aprendizagem profunda, têm demonstrado capacidades excepcionais na deteção e classificação de várias condições orais a partir de dados de imagiologia, incluindo cáries, doenças periodontais e anomalias nas estruturas dos dentes e dos maxilares. Esta tendência enfatiza o potencial da IA para revolucionar os diagnósticos, ajudando os médicos a tomar decisões mais

precisas e atempadas para o tratamento dos pacientes.[11]
A IA está a facilitar um planeamento de tratamento mais personalizado através da análise dos dados e registos históricos dos pacientes. Os algoritmos de aprendizagem automática podem identificar padrões na informação do paciente, ajudando os dentistas a adaptar os planos de tratamento com base nas necessidades individuais e nos factores de risco. Isto não só aumenta a precisão dos procedimentos dentários, como também contribui para medidas preventivas, promovendo a saúde oral a longo prazo.[12] Os avanços na análise de dados impulsionados pela IA permitem um planeamento de tratamento personalizado através da análise de diversos conjuntos de dados de pacientes. Os algoritmos de aprendizagem automática podem identificar padrões na informação do paciente, considerando factores como a genética, o estilo de vida e o historial médico.
Esta abordagem personalizada permite aos dentistas adaptarem os planos de tratamento, aumentando a eficácia das intervenções e promovendo um modelo de cuidados dentários centrado no paciente.[13]

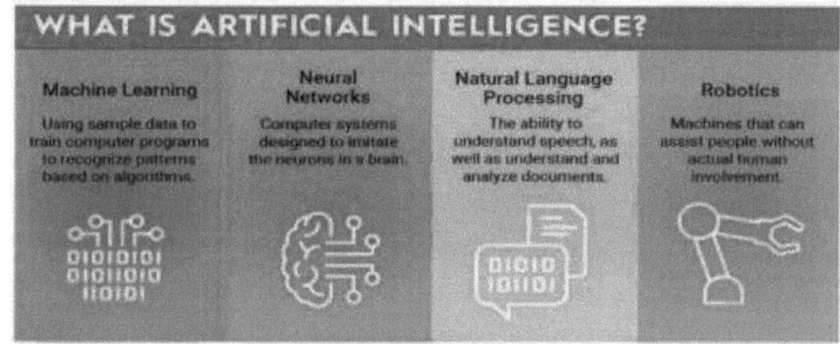


FIGURA-2 O QUE É A INTELIGÊNCIA ARTIFICIAL

Os assistentes virtuais e os chatbots alimentados por IA estão a ser integrados nos sítios Web de medicina dentária para fornecer informações instantâneas, marcação de consultas e respostas a perguntas comuns. Estas ferramentas aumentam o envolvimento dos pacientes, simplificam as tarefas administrativas e melhoram a experiência geral do paciente. As consultas virtuais, apoiadas pela IA, permitem a comunicação remota entre pacientes e profissionais de medicina dentária, promovendo a acessibilidade e a conveniência.[14] Em resposta à crescente procura de serviços de cuidados de saúde à distância, as soluções de tele-dentisteria alimentadas por IA ganharam destaque. Os assistentes virtuais e os Chabot equipados com capacidades de IA facilitam a comunicação com os pacientes, a marcação de consultas e fornecem informações relevantes. Esta tendência não só aumenta o envolvimento dos pacientes, como também garante a acessibilidade aos cuidados dentários, especialmente em áreas remotas ou mal servidas **(Figura 2).**[15]
As aplicações de IA estão a ser utilizadas para melhorar os aspectos administrativos dos consultórios dentários. Desde a marcação de consultas e faturação até à gestão de inventário, a IA simplifica os fluxos de trabalho, reduz as tarefas manuais e minimiza os erros. Isto não só melhora as operações

 eficiência, mas também permite que os profissionais de medicina dentária se concentrem mais nos cuidados aos pacientes.[16]

A integração da robótica, alimentada por algoritmos de IA, é uma tendência emergente nos procedimentos dentários. Os robôs estão a ser desenvolvidos para ajudar os dentistas em tarefas como a cirurgia, a colocação de implantes dentários e procedimentos repetitivos. Esta tendência tem como objetivo melhorar a precisão, reduzir a margem de erro e aumentar a eficiência global das intervenções dentárias.[17] Em conclusão, a integração da IA na medicina dentária é muito promissora para melhorar a precisão do diagnóstico, o planeamento do tratamento, o envolvimento dos pacientes e a gestão global da clínica **(Figura 3).** À medida que a investigação e o desenvolvimento neste domínio continuam a progredir, a sinergia entre as tecnologias de IA e os cuidados dentários é suscetível de redefinir os padrões, beneficiando, em última análise, tanto os profissionais de medicina dentária como os seus pacientes. A investigação e o desenvolvimento contínuos neste domínio prometem ainda mais avanços, moldando o futuro da medicina dentária orientada para a IA.

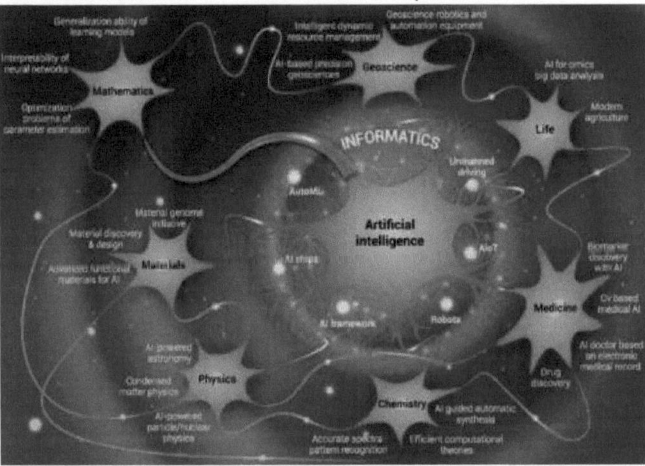


FIGURA-3 INTELIGÊNCIA ARTIFICIAL EM VÁRIOS DOMÍNIOS

CAPÍTULO 2

# INTELIGÊNCIA HUMANA VS INTELIGÊNCIA ARTIFICIAL

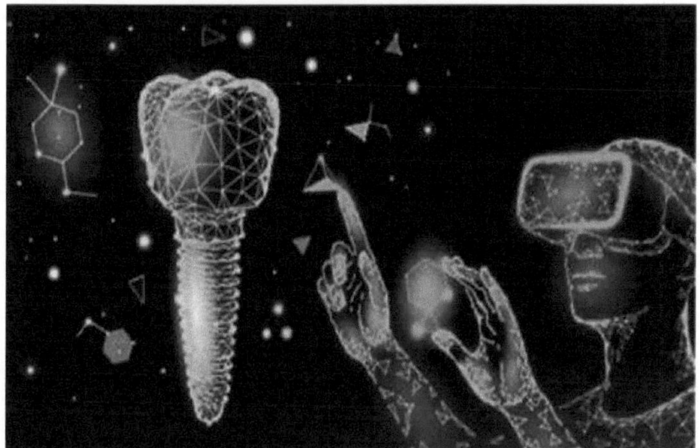

## INTELIGÊNCIA HUMANA VS INTELIGÊNCIA ARTIFICIAL

Os cientistas e investigadores sempre se sentiram intrigados com o cérebro, mas a comunidade científica nunca compreendeu verdadeiramente como construir uma simulação perfeita do cérebro humano.[18] O desenvolvimento da "inteligência artificial" (IA) tem sido objeto de intensa investigação científica desde há muitas décadas. A IA, um método que utiliza a tecnologia informática e as máquinas para simular o raciocínio, o julgamento e a conduta inteligente do ser humano, é frequentemente referida como a quarta revolução industrial. A inteligência natural esforça-se por se adaptar a novas circunstâncias através da fusão de numerosos processos cognitivos, em justaposição à inteligência artificial **(Figura 4).** O sistema cerebral biológico e a sua capacidade de aprendizagem através da repetição servem de inspiração às redes neuronais artificiais.[19] Os modelos matemáticos baseados na inteligência artificial são atualmente utilizados para apoiar alguns diagnósticos, e as redes neuronais possuem a capacidade de assimilar para fazer um diagnóstico a partir dos dados que lhe são fornecidos **(Figura-5).** Embora as redes neuronais pareçam inicialmente complexas, a sua integração no sector da saúde é simples.[20]

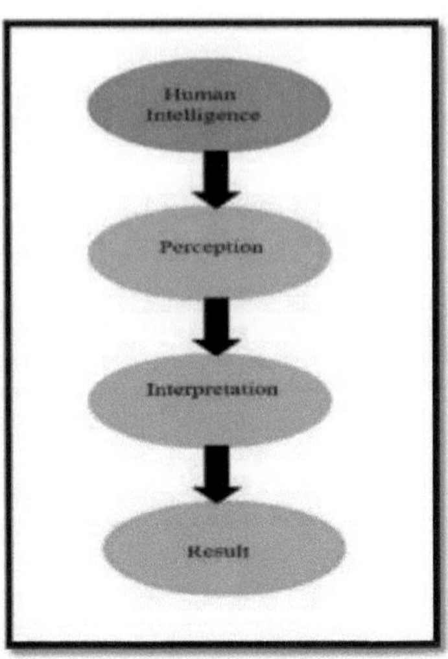


FIGURA-4 COMO FUNCIONA A INTELIGÊNCIA HUMANA

**A inteligência artificial é o termo utilizado para descrever a ideia de que as máquinas são capazes de funcionar de uma forma que duplica ou imita a inteligência humana.** São possíveis diferentes elementos de IA, incluindo comunicação ou tomada de decisões semelhantes às humanas. Em contraste com a medicina dentária baseada em provas (EBD), a aprendizagem automática (ML) carece de um sistema para monitorizar a qualidade dos dados médicos introduzidos e avaliar o nível de parcialidade. A EBD demonstra uma compreensão mais abrangente, tomando decisões com base em múltiplas fontes de dados para minimizar o enviesamento.

Devido a estas limitações, alguns clínicos têm reservas em relação à ML devido ao seu mecanismo de "caixa negra", que torna difícil explicar como se obtêm resultados específicos.

O ML representa uma nova abordagem no domínio da medicina, com o objetivo de melhorar o diagnóstico e prever os resultados do tratamento através da identificação de padrões e associações em conjuntos de dados médicos. De facto, enquanto as actuais aplicações de ML se baseiam predominantemente em conjuntos de dados uniformes, o ML tem o potencial de incorporar informações da EBD, que utiliza diversos tipos de dados para o diagnóstico.

Ao tirar partido do ML, a EBD pode descobrir ligações significativas entre dados médicos e doenças, conduzindo a diagnósticos melhorados e personalizados. A EBD e o ML complementam-se mutuamente, oferecendo aos médicos um conjunto de ferramentas abrangente para melhorar a sua prática médica. Ao utilizar tanto a EBD como a ML, os médicos podem maximizar as suas vantagens e tomar decisões mais informadas no tratamento dos doentes.[21]

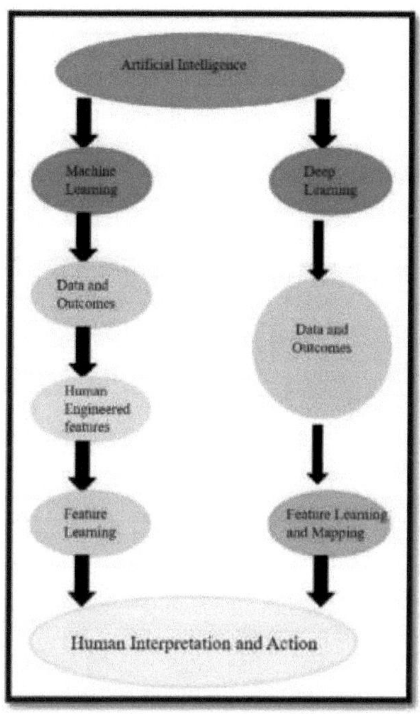


FIGURA-5 COMO FUNCIONA A INTELIGÊNCIA ARTIFICIAL

| **INTELIGÊNCIA NATURAL** | **INTELIGÊNCIA ARTIFICIAL** |
|---|---|
| A combinação de uma variedade de processos cognitivos é o objetivo da inteligência humana para se adaptar às circunstâncias em mudança. | O objetivo da IA é desenvolver máquinas que se comportem como pessoas e realizem tarefas que normalmente seriam executadas por pessoas |
| De acordo com a teoria da inteligência natural, os seres humanos nascem com a capacidade de raciocinar, pensar criticamente e realizar outras tarefas cognitivas. | A IA foi criada por humanos e tem capacidades cognitivas muito superiores às dos seres humanos naturais. |
| As pessoas fazem uso da memória, da velocidade de processamento e das capacidades cognitivas do seu cérebro. No que respeita à velocidade, os humanos não conseguem igualar máquinasou artificiais | Os gadgets alimentados por IA precisam de processar comandos e dados para poderem funcionar. Em comparação com os indivíduos, os computadores são capazes de processar rapidamente os dados. |

| | |
|---|---|
| inteligência. | |
| A mente humana é capaz de mudar os seus pontos de vista em resposta às circunstâncias variáveis da sua vida. ambiente. Como resultado, as pessoas conseguem lembrar-se de informações e têm um bom desempenho numa variedade de actividades. | A inteligência artificial requer muito mais tempo para se ajustar a alterações desnecessárias. Como a IA se baseia num conjunto de diretrizes que podem ser actualizadas, pode produzir resultados exactos de forma consistente. |
| A tomada de decisão humana pode ser influenciada por factores subjectivos que não se baseiam apenas em dados. Porque avalia utilizando toda a informação disponível. | Quando se trata de tomar decisões, a IA é incrivelmente imparcial. |
| Pode ser caracterizado como criativo ou inventivo. A base do ser humano a inteligência desenvolve-se através do processo de aprendizagem a partir de uma variedade de situações e experiências. | Uma vez que os robots não são capazes de pensar da mesma forma que as pessoas, não é possível que sejam criativos ou inventivos. Os robots só podem aprender as coisas se forem expostos a elas e as praticarem repetidamente; nunca poderão desenvolver um processo de pensamento exclusivamente humano. |
| Fazer malabarismos com várias tarefas ao mesmo tempo | Apenas uma pequena parte das tarefas |
| demonstra que a multitarefa requer a capacidade de usar o bom senso. Tal como uma estrutura pode realizar uma tarefa de cada vez. | podem ser completadas simultaneamente pela inteligência artificial. |
| Quando se trata de um ser humano conhecimentos, há quase sempre uma chance para o "humano erro", que se refere ao possibilidade de, ocasionalmente, se perderem algumas subtilezas. Em termos da sua capacidade de assimilação concetual , | A capacidade de reconhecer indicadores sociais e entusiásticos relacionados continua a ser uma competência em que a inteligência artificial ainda está a trabalhar. A inteligência artificial necessita de muito mais tempo para se adaptar a mudanças desnecessárias. |

| | |
|---|---|
| grau de auto-consciência e de recetividade às emoções dos outros, os seres humanos superam os outros animais sociais. Este facto deve-se à natureza social das pessoas. | |

TABELA-1 DIFERENÇA ENTRE INTELIGÊNCIA NATURAL E INTELIGÊNCIA ARTIFICIAL.

A IA está preparada para ter um impacto significativo nas futuras opções de cuidados de saúde, particularmente no domínio da medicina de precisão, que é amplamente reconhecida como um ativo crucial nos cuidados de saúde. Embora as primeiras tentativas de recomendações de diagnóstico e terapia baseadas em IA tenham colocado desafios, prevê-se que a IA acabe por se tornar competente neste domínio. O maior obstáculo para a IA em vários sectores da saúde não reside em determinar as suas capacidades, mas sim em garantir a sua aceitação na prática clínica de rotina. No entanto, é cada vez mais evidente que as tecnologias de IA não podem substituir completamente os médicos; pelo contrário, irão

aumentar os prestadores de cuidados de saúde na prestação de cuidados aos doentes e os profissionais clínicos podem mudar para funções e horários de trabalho que maximizem a utilização de capacidades humanas únicas, como a compaixão, a motivação, a assimilação abrangente e, em geral, um sistema de cuidados de saúde centrado no doente.

CAPÍTULO 3

# PERSPECTIVA HISTÓRICA

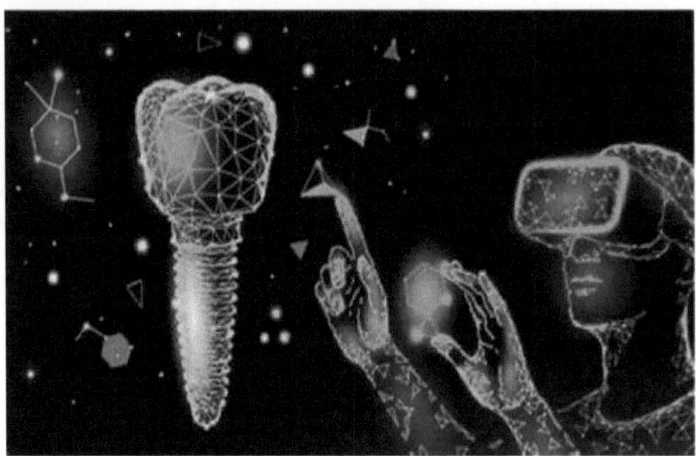

## PERSPECTIVA HISTÓRICA

Alan Turing, o matemático inglês, lançou os alicerces da inteligência artificial na década de 1950, ao estabelecer o conceito do teste de Turing, originalmente designado por jogo da imitação, que testava a capacidade de uma máquina demonstrar um comportamento inteligente quase idêntico ao dos seres humanos. A Conferência de Dartmouth de 1956 é considerada como o nascimento da IA. Foi nesta conferência que John McCarthy cunhou o nome Inteligência Artificial.

A Inteligência Artificial (IA) refere-se ao desenvolvimento de sistemas informáticos ou de software que podem efetuar tarefas que normalmente requerem a inteligência humana **(Figura 6).** Estas tarefas incluem a resolução de problemas, a aprendizagem, a compreensão, a linguagem natural, o reconhecimento da fala e a perceção visual, entre outras. A inteligência artificial é concebida para imitar funções cognitivas e adaptar-se a novas situações, melhorando frequentemente o seu desempenho ao longo do tempo através da aprendizagem.[22,23]

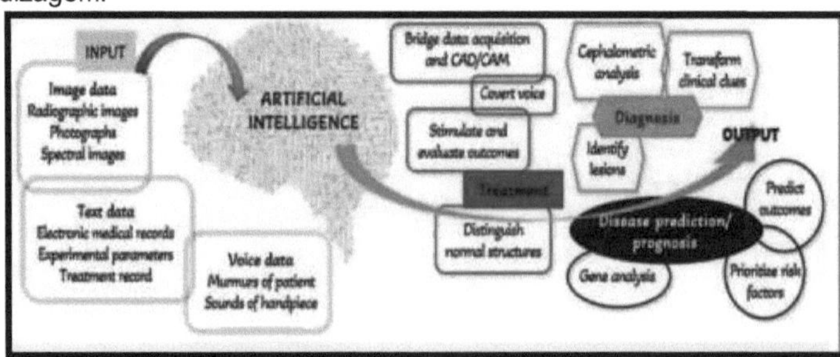

FIGURA-6 HIERARQUIA DO SISTEMA DE INTELIGÊNCIA ARTIFICIAL

Em 1955, Allen Newell e Herbert Simon criaram o primeiro programa de IA de sempre.[24] Em 1959, Arthur Samuel introduziu o termo "aprendizagem automática". Na década de 1970, a IA foi objeto de críticas e de dificuldades financeiras e os 10 anos seguintes, de 1970 a 1980, foram designados como o primeiro inverno da IA. O período de 1980 a 1987 registou um boom com o aparecimento dos "sistemas especializados". Trata-se essencialmente de programas de IA que respondem a perguntas ou resolvem problemas relacionados com uma área específica do conhecimento, regidos por regras lógicas derivadas de conhecimentos especializados. O final da década de 1980 e o início da década de 1990 enfrentaram novamente muitos contratempos financeiros e ficaram conhecidos como o Segundo inverno da IA. Em 11 de maio de 1997, o DEEP BLUE tornou-se o primeiro sistema informático de xadrez a vencer um campeão mundial de xadrez vivo. No início do século XXI, o acesso a grandes volumes de dados, computadores mais baratos e mais rápidos e técnicas avançadas de aprendizagem automática foram aplicados com êxito a muitos problemas em todo o mundo **(Figura 7).**

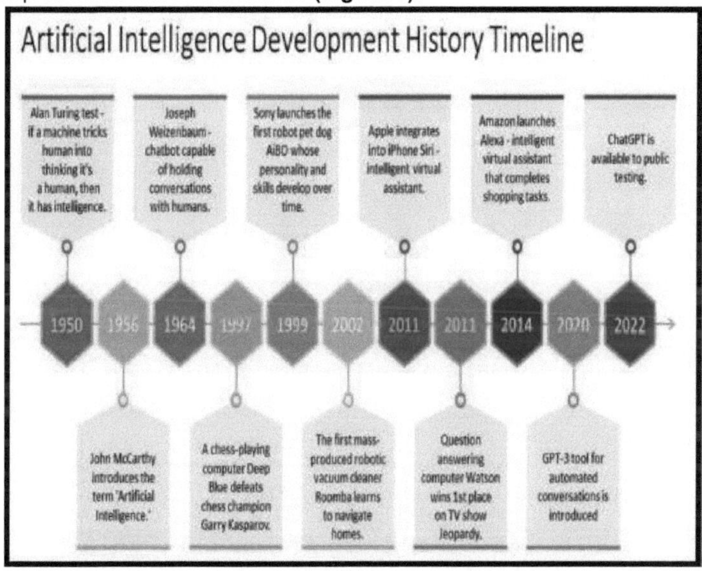


FIGURA-7 HISTÓRIA DO DESENVOLVIMENTO DA INTELIGÊNCIA ARTIFICIAL CALENDÁRIO

**HISTÓRIA DA I.A. NA MEDICINA**

Em 1971, os cientistas criam o INTERNIST-1, que utiliza um poderoso algoritmo de classificação para efetuar diagnósticos. Em 1975, o Instituto Nacional de Saúde patrocina o primeiro workshop de IA em medicina na Universidade de Rutgers.

Em 1976, o sistema de IA de encadeamento de Bakward, MYCIN, sugere tratamentos com antibióticos para potenciais agentes patogénicos bacterianos. O atual programa de doenças é introduzido para ajudar a avaliar o edema.

Em 1978, a Universidade de Rutgers desenvolve o modelo de rede causal-associativa, que associa o reconhecimento estatístico de padrões e a IA para consultas sobre glaucoma.

Em 2003, o Projeto Genoma Humano fornece uma grande quantidade de dados sobre a base genética das doenças. Em 2017, as aplicações de aprendizagem profunda detectam doenças que vão desde a retinopatia diabética ao cancro da pele com uma precisão espantosa. A FDA aprova o primeiro dispositivo alimentado por IA para utilização na sala de operações. Em 2019, a FDA aprova o primeiro dispositivo alimentado por IA para o diagnóstico do cancro, bem como um algoritmo de aprendizagem profunda para a interpretação de ressonâncias magnéticas do cérebro. Também no mesmo ano, a Cedars-Sinai cria a Divisão de Inteligência Artificial em Medicina, liderada por Sumeet Chugh, MD, a Cátedra Pauline e Harold Price em Investigação em Eletrofisiologia Cardíaca, que se baseia na IA e em dados de toda a população para desmistificar a suscetibilidade à paragem cardíaca. Em 2020, o Google Deepmind utiliza a IA para prever a estrutura 3D de uma proteína a partir da sua sequência de aminoácidos, resolvendo um dos maiores desafios da biologia **(Figura 8).**

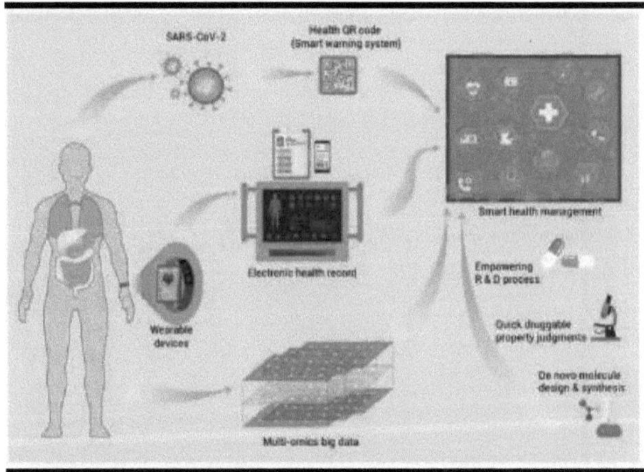


FIGURA-8 I.A. NA MEDICINA

## HISTÓRIA DA INTELIGÊNCIA ARTIFICIAL EM MEDICINA DENTÁRIA

A inteligência artificial está a desempenhar um papel fundamental na modernização das práticas convencionais no domínio da medicina dentária. As tecnologias de inteligência artificial são frequentemente utilizadas no desenvolvimento de programas de software automatizados que melhoram a eficiência do diagnóstico e da administração de dados na área da medicina dentária. Em primeiro lugar, os sistemas de apoio à decisão clínica servem como ferramentas que ajudam e orientam os profissionais na tomada de melhores decisões.[25] Estes métodos são utilizados para aumentar a exatidão dos diagnósticos, ajudar no desenvolvimento de planos de tratamento e facilitar a previsão de prognósticos. A procura crescente destes sistemas pode ser atribuída à sua eficácia na apresentação de explicações e raciocínio lógico. Muitas ferramentas baseadas em IA são atualmente utilizadas para simplificar e automatizar procedimentos dentários que anteriormente exigiam muito trabalho. Estas tecnologias fornecem uma série de serviços úteis, incluindo uma maior precisão de diagnóstico, previsão de doenças e recomendações de tratamento, para simplificar a carga de trabalho do dentista. A inteligência artificial é utilizada em muitas áreas diferentes da medicina dentária, desde a deteção de cáries até à determinação do género na medicina dentária forense. A utilização da IA mudou completamente o sector dentário e simplificou o trabalho dos dentistas. A principal função dos sistemas de apoio à decisão clínica alimentados por IA é prestar assistência a médicos e enfermeiros.

Qualquer programa informático que lide com dados médicos ou com os conhecimentos médicos necessários para interpretar esses dados e que seja concebido para ajudar os profissionais de saúde a tomar decisões clínicas é abrangido pelo termo genérico de "sistema de apoio à decisão clínica".[27] A utilização e o impacto da inteligência artificial (IA) registaram um aumento notável em vários sectores, incluindo o campo da medicina dentária.

A capacidade de replicar o intelecto humano para fazer previsões complexas e tomar decisões no sector da saúde é evidente. As redes neurais convolucionais (CNN) e as redes neurais artificiais (RNA) têm demonstrado diversas utilizações no domínio da medicina dentária.

As potenciais utilizações futuras desta tecnologia foram examinadas no contexto da programação, dos cuidados aos doentes, das interações medicamentosas, do diagnóstico prognóstico e da cirurgia robótica.

**HISTÓRIA DA INTELIGÊNCIA ARTIFICIAL EM PERIODONTIA**

A periodontia é uma importante área da medicina dentária que se centra na saúde do periodonto, os tecidos que suportam os dentes. A periodontite é a sexta doença mais prevalente a nível mundial.[28] A IA pode ajudar na deteção precoce da doença periodontal através da análise de radiografias e da identificação de alterações na densidade óssea e no tecido periodontal, o que permite uma intervenção mais precoce e melhores resultados de tratamento. Na última década, registou-se um aumento acentuado do número de estudos publicados neste domínio. Utilizando radiografias periapicais, Lee et al.[29] construíram um algoritmo de aprendizagem profunda para categorizar dentes posteriores danificados periodontalmente. Demonstraram uma precisão de diagnóstico de 81% para dentes pré-molares com doença periodontal e 76,7% para dentes molares com doença periodontal. Foram alcançadas elevadas sensibilidade, especificidade e exatidão para as várias fases - todas superiores a 0,8[30] . Outro estudo mostrou uma exatidão de diagnóstico de 0,85, sem diferenças significativas nas medidas de percentagem de perda óssea radiográfica (RBL) determinadas pela aprendizagem profunda e pelos examinadores. Foi realizada uma pesquisa exaustiva em abril de 2022, incluindo estudos em que a IA foi utilizada como variável independente na avaliação, diagnóstico ou tratamento de pacientes com periodontite. Uma aplicação da IA na implantologia dentária é a sua utilização no planeamento do tratamento digital tridimensional (3D) para alinhar imagens 3D intraorais com dados de tomografia computorizada de feixe cónico (CBCT) em software para avaliação e planeamento cirúrgico. A CBCT tornou-se a convenção em imagiologia dentária 3D. Seguindo os passos da tomografia dentária (secção X), os scanners de CBCT dentária foram desenvolvidos na década de 1990. A atual tecnologia de software permite um planeamento 3D preciso, de acordo com a escolha dos médicos. A IA pode ajudar no planeamento de implantes, analisando a digitalização intra-oral e os dados de CBCT de um paciente para determinar a localização ideal para a colocação de implantes, reduzindo o risco de complicações durante a cirurgia e melhorando a taxa de sucesso dos implantes.

CAPÍTULO 4

# OBJECTIVOS DA INTELIGÊNCIA ARTIFICIAL

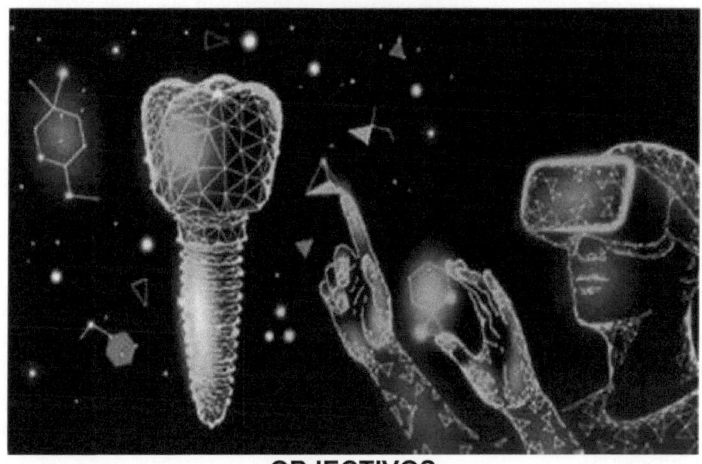

## OBJECTIVOS

O objetivo básico da inteligência artificial é tornar os dispositivos mais úteis e melhorar a qualidade de vida das pessoas. Supostamente, foi concebida para tornar simples as actividades difíceis. O objetivo permanente é investigar e compreender os actuais sistemas inteligentes, bem como as abordagens de trabalho humano, com o objetivo final de os melhorar **(Figura 9).**[31]

REASONIN G AND PROBLEM SOLVING
KNOWLEDG E AND REPRESENT ATION
PLANNING
NATURAL LANGUAGE PROCESSIN G
PERCEPTIO N
LEARNING
MOTION AND MANIPULA TION
SOCIAL INTELLIGEN CE
CREATIVITY
GENERAL INTELLIGE NCE
GOALS OF AI

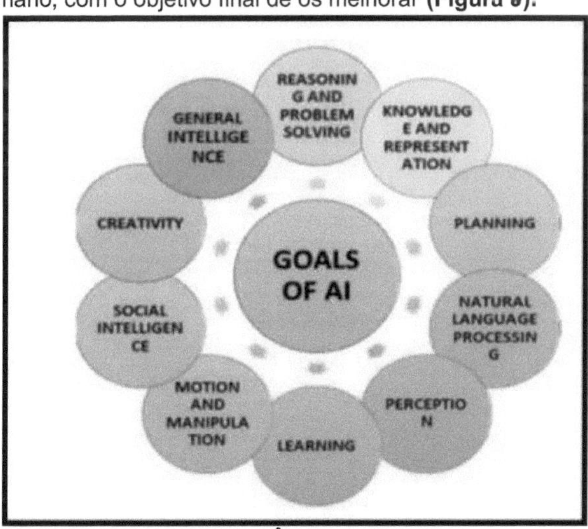

FIGURA-9 OBJECTIVOS DA INTELIGÊNCIA ARTIFICIAL

Durante um exame oral de rotina, é essencial que os dentistas possam diagnosticar completamente a doença periodontal de todos os pacientes. A identificação e o diagnóstico da doença periodontal não só orientam a seleção de protocolos de tratamento adequados, como também influenciam a sua implementação e execução. Os estudos de inteligência artificial tomaram o seu lugar na resolução de problemas com a ajuda de sistemas de base digital em muitas condições dentárias. As tecnologias de IA podem ajudar os profissionais a proporcionar aos seus pacientes um tratamento dentário de elevada qualidade. Os dentistas podem utilizar sistemas de IA como uma ferramenta suplementar para melhorar a precisão do diagnóstico, o planeamento do tratamento e a previsão dos resultados do tratamento. As tecnologias de aprendizagem profunda podem prestar assistência de diagnóstico aos dentistas em geral. A tecnologia automatizada pode acelerar os processos clínicos e aumentar a produtividade dos médicos (por exemplo, preenchimento automático de registos dentários electrónicos através da identificação do dente e da numeração). A precisão do diagnóstico pode ser aumentada através da utilização destes sistemas para vistas secundárias.[32] Os dentistas não especializados podem receber apoio ao diagnóstico através dos sistemas de aprendizagem profunda. A utilização destes sistemas para opiniões secundárias pode melhorar a precisão do diagnóstico. Estes sistemas têm um grande valor para o diagnóstico forense. Assim, o objetivo da inteligência artificial é melhorar a eficiência e a qualidade dos serviços de saúde prestados.[33]

CAPÍTULO 5

# VANTAGENS & DESVANTAGENS DO ARTIFICIAL INTELIGÊNCIA

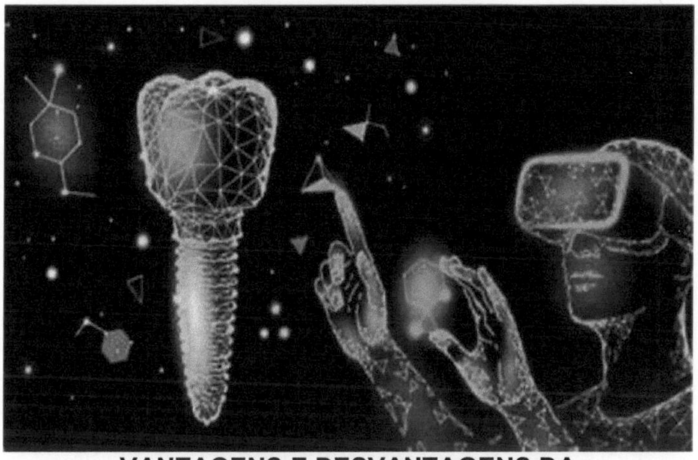

## VANTAGENS E DESVANTAGENS DA INTELIGÊNCIA ARTIFICIAL

As vantagens da IA são enormes e podem ser revolucionárias em qualquer sector profissional. A precisão do diagnóstico proporcionada pela IA, a normalização dos procedimentos de tratamento, a capacidade de poupar tempo de tratamento através da redução das tarefas de rotina, a possibilidade de uma recolha mais sistemática e estruturada dos dados dos doentes e a redução dos erros humanos são alguns dos muitos benefícios da IA no sector da saúde. Também promete tornar os cuidados de saúde mais participativos. A IA também tem o seu próprio conjunto de desvantagens. A mais pertinente é o facto de os custos de instalação serem elevados. Uma vez que a IA deve ser actualizada diariamente, as actualizações de hardware e software têm de acompanhar o ritmo dos requisitos mais recentes. A IA nos cuidados de saúde também tem desafios éticos em termos de todos os dados médicos que são utilizados para treinar e testar os programas de IA. A IA é baseada em máquinas e executada por cientistas informáticos sem conhecimentos ou formação médica. Este facto pode levar a uma abordagem altamente analítica das aplicações de IA nos cuidados de saúde. Os cuidados de saúde modernos dependem fortemente da interação médico-doente, bem como das competências dos médicos.[34]

Para resumir,

Vantagens da IA[35]

1. Realização de tarefas quase num instante **(Figura 10).**
2. Decisões lógicas e exequíveis, que resultam num diagnóstico exato.
3. Os procedimentos podem ser normalizados.

Desvantagens da IA[35]

1) Complexidade do mecanismo/sistema.
2) Instalação dispendiosa
3) É necessária uma formação adequada
4) Os dados são muitas vezes utilizados tanto para a formação como para o teste, o que conduz a um "enviesamento de bisbilhotice de dados".
5) Os resultados da IA em medicina dentária não são imediatamente aplicáveis.

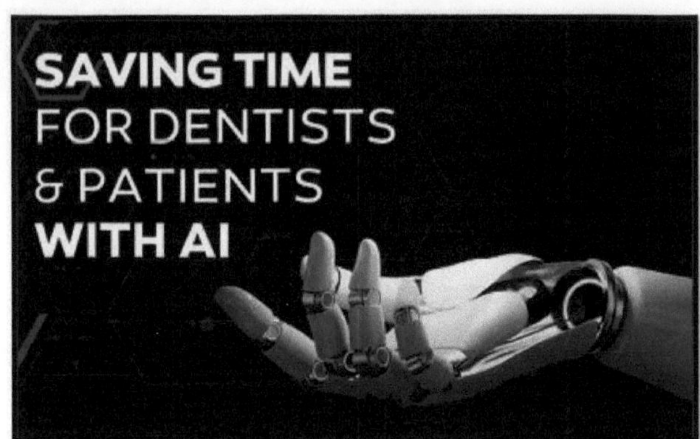


FIGURA-10 VANTAGENS DA INTELIGÊNCIA ARTIFICIAL

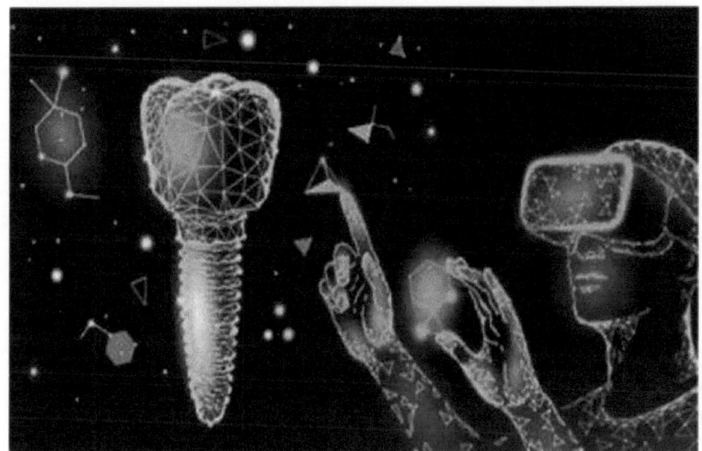

# CAPÍTULO 6

# APLICAÇÃO DA INTELIGÊNCIA ARTIFICIAL EM DIFERENTES FORMAS DE DIGITALIZAÇÃO

Os sinais de digitalização estão por todo o lado, desde os telemóveis inteligentes, a Internet móvel, o comércio eletrónico e os serviços baseados na nuvem que são utilizados pelos indivíduos. Também pode ajudar as empresas a otimizar as suas operações de formas que antes não eram possíveis. Os modelos e capacidades empresariais digitais estão a remodelar sectores como o retalho, os transportes, as finanças e a indústria transformadora, e poderão transformar muitos outros. A nossa utilização do termo "digitalização" engloba três aspectos e as suas medidas relativas: digitalização de activos, incluindo infra-estruturas, máquinas conectadas, dados e plataformas de dados, etc., digitalização de operações, incluindo processos, pagamentos e modelos de negócio, e interações com clientes e cadeias de abastecimento, e digitalização da força de trabalho, incluindo a utilização de ferramentas digitais pelos trabalhadores, trabalhadores com competências digitais e novos empregos e funções digitais **(Quadro 2).** A transformação digital na medicina dentária é reconhecida como uma das principais inovações do século XXI.

A implementação de tecnologias móveis no sector médico está a alterar fundamentalmente a forma como os cuidados de saúde são percebidos, prestados e consumidos. As tendências e inovações mais recentes desta nova era digital, com potencial para influenciar a direção da medicina dentária no futuro, são a prototipagem rápida (PR), a realidade aumentada e virtual (RA/RV), a inteligência artificial (IA) e a aprendizagem automática (AM) para a análise de diagnósticos, os grandes volumes de dados e a análise (medicina dentária personalizada e ligação de dados de saúde, tele-dentisteria e desenvolvimento de registos de saúde electrónicos).[27]

As ligações dos dados relativos à saúde da população podem revelar-se benéficas para a investigação, por exemplo, ajudando a identificar correlações desconhecidas de doenças orais com factores contribuintes suspeitos e novos e promovendo a criação de novos conceitos de tratamento.[34]

| Aspect | |
|---|---|
| Role of digitization for training and research | Audiovisual aids<br>Virtual simulators for surgical training<br>Haptics<br>Virtual dental patient (PerioSlim™)<br>Digital material testing |
| Role of digitization in diagnosis and treatment planning | Digital radiography, CBCT<br>Radiovisiography (RVG)<br>Dental photography<br>Diagnosing occlusal errors (T scan)<br>Diagnosing TMJ disorders<br>Big data analytics |
| Role of digitization in treatment | Digital impressions<br>CAD CAM (restorations, tissue scaffolds, surgical<br>Guides)<br>Digital shade analysis<br>Digital smile design<br>Lasers<br>Virtual articulators<br>Teledentistry<br>Research<br>Robot-assisted treatments |
| Role of digitization for patient motivation and practice management | Intraoral camera<br>Educational software<br>Digital data (electronic health records, radiographs,<br>Digital photographs, intraoral scans)<br>Patient interactions (consultations, shared decisions, healthy behaviors) |
| Other activities | Epidemiology research |

QUADRO-2 VÁRIOS ASPECTOS DA DIGITALIZAÇÃO E O SEU PAPEL

CAPÍTULO 7

# APRENDIZAGEM AUTOMÁTICA

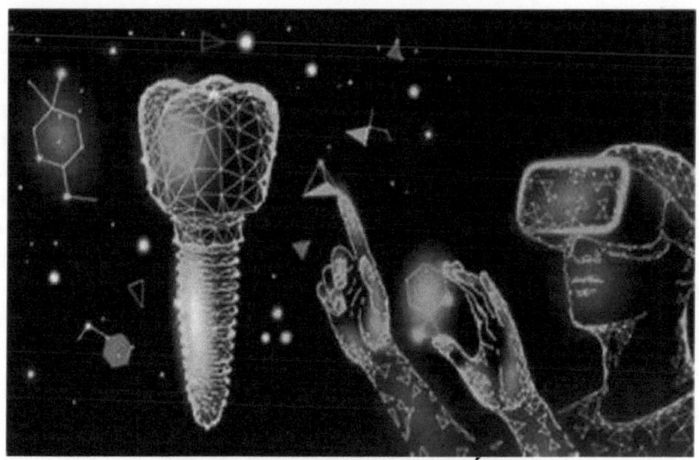

APRENDIZAGEM AUTOMÁTICA

A inteligência artificial é definida como a capacidade de as máquinas demonstrarem um tipo distinto de inteligência.

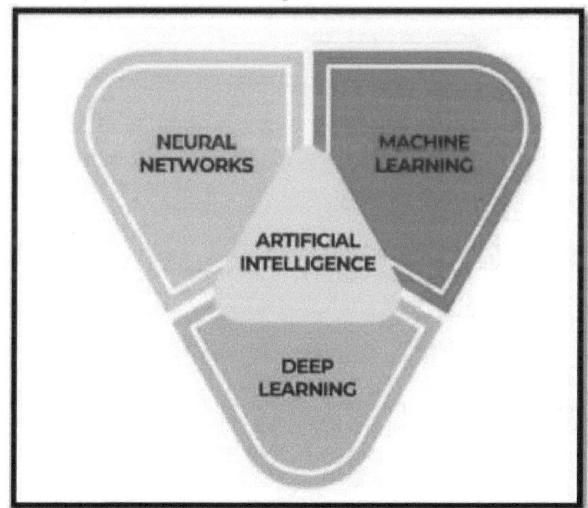


FIGURA-11 COMPONENTES DA INTELIGÊNCIA ARTIFICIAL

**Aspectos fundamentais da Inteligência Artificial**

A aprendizagem automática (ML), uma componente da inteligência artificial (IA), baseia-se em algoritmos para fazer previsões através da análise de um determinado conjunto de dados. O objetivo da aprendizagem automática é permitir que as máquinas adquiram conhecimentos a partir de dados, a fim de resolverem problemas de forma autónoma, sem necessidade de intervenção humana **(Figura 11).**[36]

A aprendizagem automática em medicina dentária é caracterizada pela disponibilidade de uma infinidade de tarefas clínicas que exigem a utilização de uma vasta gama de tipos de dados de entrada, modelos de aprendizagem automática, métricas de desempenho, etc. **(Figura-12).** Os modelos de aprendizagem automática orientados por dados são frequentemente elogiados como sistemas de tomada de decisão objectivos e desprovidos de preconceitos humanos. No entanto, pode ocorrer a integração inadvertida de preconceitos humanos nestes sistemas, o que constitui um desafio especial no caso dos algoritmos de caixa negra, em que a identificação e a correção desses preconceitos podem ser particularmente difíceis. Tem havido um reconhecimento crescente do potencial dos modelos de AM para perpetuar ou amplificar preconceitos sociais pré-existentes e desigualdades no domínio da saúde. A capacidade de melhorar os cuidados prestados aos doentes e de fornecer diagnósticos exactos remodelou o sector dos cuidados de saúde. A capacidade de orientar os pacientes sobre a forma de alterar o seu comportamento enquanto continuam a efetuar procedimentos dentários é muito procurada.

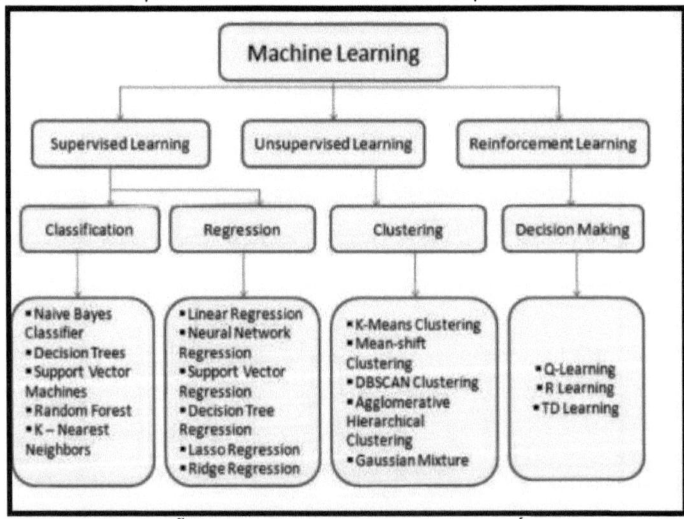


FIGURA 12 EXPLICAÇÃO DA APRENDIZAGEM AUTOMÁTICA

CAPÍTULO 8

# ANN, CNN E REALIDADE VIRTUAL

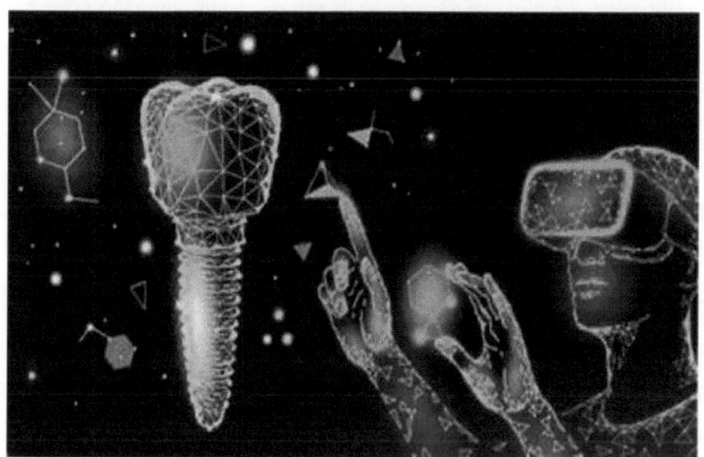

## REDES NEURAIS ARTIFICIAIS (ANN), REDE NEURAL CONVOLUTA (CNN) E REALIDADE VIRTUAL

As Redes Neuronais Artificiais foram inventadas com base na estrutura do cérebro e têm a capacidade de imitar o cérebro humano.[37] Em 1951, Minsky e Dean Edmunds desenvolveram a calculadora de reforço analógica neural estocástica, que é reconhecida como a primeira rede neural na sua história de desenvolvimento.[38] Em 1955, Allen Newell e Herbert Simon desenvolveram programas de IA pela primeira vez em registos.[39] A maior vantagem destes sistemas é que têm capacidade para resolver problemas demasiado complexos para serem resolvidos por métodos convencionais. São úteis em vários domínios das ciências médicas, como o diagnóstico de doenças, a identificação biomédica, a análise de imagens e a análise de dados.[40] Numa rede neural normal, existem três tipos de camadas **(Figura 13):**

1. **Camadas de entrada:** É a camada em que damos entrada ao nosso modelo. O número de neurónios nesta camada é igual ao número total de caraterísticas dos nossos dados (número de pixels no caso de uma imagem).
2. **Camada oculta:** A entrada da camada de entrada é depois introduzida na camada oculta. Pode haver muitas camadas ocultas, dependendo do modelo e do tamanho dos dados. Cada camada oculta pode ter diferentes números de neurónios, que são geralmente superiores ao número de caraterísticas. A saída de cada camada é calculada através da multiplicação da matriz da saída da camada anterior com os pesos aprendidos dessa camada e, em seguida, através da adição de enviesamentos aprendidos seguidos de uma função de ativação que torna a rede não linear.
3. **Camada de saída:** A saída da camada oculta é depois introduzida numa função logística, como a sigmoide ou a softmax, que converte a saída de cada

classe na pontuação de probabilidade de cada classe. Na prática dentária, os sistemas de apoio clínico também estão a progredir ativamente.

Uma rede neural artificial (RNA), enquanto método não paramétrico, é aplicada no domínio da medicina com base em variáveis de entrada para classificar os indivíduos como doentes ou saudáveis e prever a sua situação com base em factores de risco.[41]

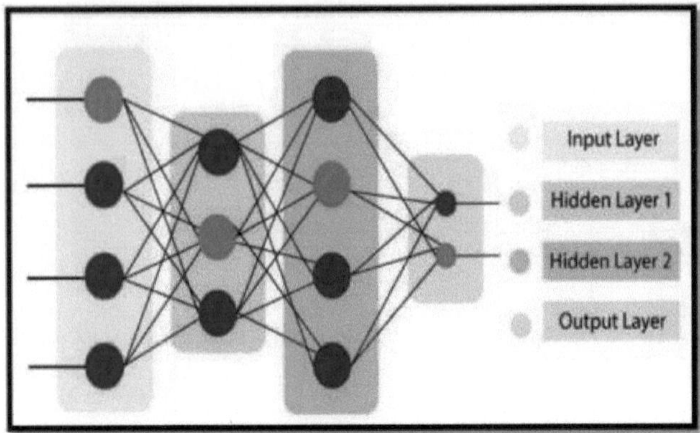


FIGURA-13 VISTA GERAL DA ANN

***REALIDADE AUMENTADA E VIRTUAL***

A Realidade Aumentada (RA) é a primeira aplicação amplamente utilizada. Trata-se de uma experiência interactiva com o mundo real em que um objeto virtual 3D é consolidado num ambiente real 3D. Isto leva à sobreposição de conteúdo virtual gerado por computador sobre o ambiente real. O termo realidade aumentada foi cunhado por Caudell e Mizell em 1990 e o primeiro sistema reconhecido como RA foi desenvolvido por Sutherland em 1968. A realidade aumentada tem muitas aplicações em laparoscopia, bem como em cirurgia plástica e neurocirurgia. Por outro lado, a realidade virtual é a combinação de muitas tecnologias que permite ao operador interagir com objectos virtuais em tempo real. Tem duas funções importantes: Imersão, ou seja, a sensação de ocorrência no ambiente virtual, e Interação, ou seja, a capacidade de modificação do utilizador. A RA é a tecnologia mais utilizada em vários domínios das ciências médicas e dentárias. Algumas das aplicações da RA em medicina dentária incluem

1) O ramo oral e maxilofacial da medicina dentária é uma das áreas mais complicadas devido à anatomia complexa da região craniofacial. Qualquer cirurgia nesta área requer um planeamento perfeito com elevada precisão, o que é bastante difícil. A RA ajuda os cirurgiões dentários



***NETWORK (CNN) E REALIDADE VIRTUAL***, fornecendo informações gráficas claras sobre os sítios operacionais que são depois modificadas a partir de uma fonte de dados.[42]

2) O posicionamento dos implantes dentários, que é um dos passos mais

difíceis na implantologia dentária, é facilitado pelos resultados gráficos obtidos com a RA. O sistema de RA utilizado em implantologia dentária é considerado o mais eficaz, uma vez que reduz o tempo e o custo do implante dentário.[43]

3) Utilizado em cirurgia ortognática por expansão na osteotomia do esqueleto facial através de imersão visual parcial utilizando um ecrã montado na cabeça.[44]

4) Para além de todas estas aplicações, a RA é também utilizada no ensino dentário, combinando variáveis digitais com um domínio de aprendizagem real.

5) A RA também facilitou a aprendizagem da anatomia em direto, visualizando o próprio corpo do operador através de imagens espelhadas aumentadas.[45]

As RNA podem combinar e incorporar dados baseados na literatura e dados experimentais para resolver problemas. As várias aplicações das RNA podem ser resumidas em classificação ou reconhecimento de padrões, previsão e modelação. Uma rede neural artificial é um modelo computacional de inspiração biológica formado por centenas de unidades individuais, os neurónios artificiais, ligadas por coeficientes (pesos) que constituem a estrutura neural. São também conhecidos como elementos de processamento (PE), uma vez que processam a informação. Cada PE tem entradas ponderadas, uma função de transferência e uma saída. O PE é essencialmente uma equação que equilibra as entradas e as saídas.

As RNA são também designadas por modelos conexionistas, uma vez que os pesos das ligações representam a memória do sistema. Quando as redes neuronais são utilizadas para a análise de dados, é importante distinguir entre modelos de RNA (a disposição da rede) e algoritmos de RNA (cálculos que eventualmente produzem os resultados da rede). . A RNA mais utilizada é uma rede totalmente conectada e supervisionada com a regra de aprendizagem backpropagation. Este tipo de RNA é excelente para tarefas de previsão e classificação. Outra é a rede de Kohonen ou mapa auto-organizável com regras de aprendizagem não supervisionadas

***REDE NEURAL ARTIFICIAL (ANN), REDE NEURAL CONVOLUTA NETWORK(CNN) E REALIDADE VIRTUAL*** algoritmo de aprendizagem, que é excelente para encontrar relações entre conjuntos complexos de dados.

## REDE NEURAL CONVOLUTA

*Uma* rede neural convolucional (CNN) é um tipo de arquitetura de rede neural de aprendizagem profunda normalmente utilizada na visão computacional. A visão computacional é um domínio da Inteligência Artificial que permite a um computador compreender e interpretar a imagem ou os dados visuais. A rede neural convolucional é constituída por várias camadas, como a camada de entrada, a camada convolucional, a camada de pooling e as camadas totalmente ligadas **(Figura-14).**

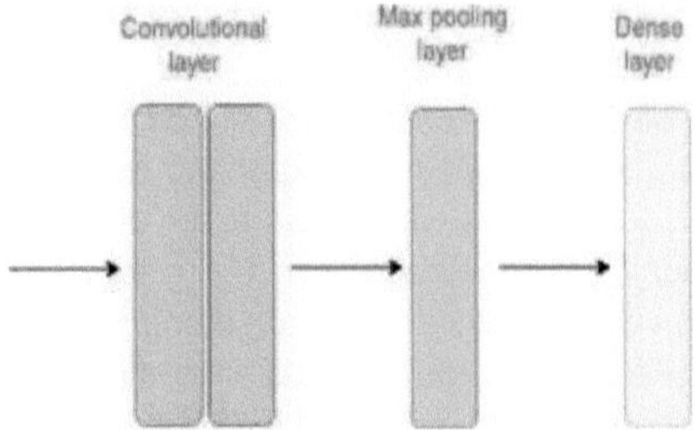


FIGURA-14 CNN PARA CONVERSÃO DE IMAGENS

**As CNNs realizam tarefas como:**

(1) detetar estruturas (decidir se um órgão ou um dente, etc., está presente numa imagem) ou patologias (por exemplo, nódulos no pulmão, lesões de cárie nos dentes)

(2) segmentá-los (por exemplo, identificar a forma exacta do órgão, dente ou patologia numa imagem)

(3) classificá-los (por exemplo, etiquetar cada dente numa dentição, distinguir entre lesões adquiridas e lesões de desenvolvimento de manchas brancas do esmalte).

CAPÍTULO 9

# APRENDIZAGEM PROFUNDA

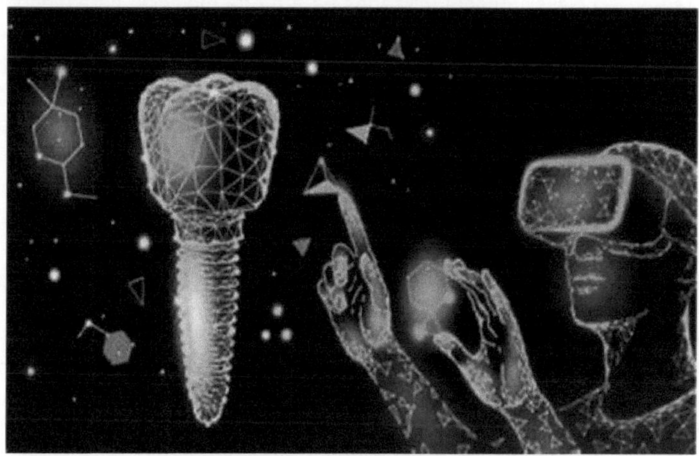

APRENDIZAGEM PROFUNDA

Trata-se de uma forma específica de aprendizagem baseada em algoritmos de redes neuronais. A aprendizagem profunda é um elemento fundamental da aprendizagem automática que utiliza uma matriz cognitiva de várias camadas numa rede neuronal profunda para examinar e interpretar os dados recebidos. O objetivo da aprendizagem profunda é desenvolver uma rede neural que reconheça padrões de forma autónoma, a fim de melhorar o processo de deteção de caraterísticas.[46] Mesmo que um modelo seja muito bom na previsão da doença periodontal, o sucesso do resultado clínico depende em grande medida da capacidade dos médicos para alterar, por exemplo, o comportamento tabágico dos doentes. Por conseguinte, sugere-se que seja concebida uma abordagem de avaliação que tenha em conta as ocorrências posteriores aos resultados dos modelos de ML, de modo a proporcionar uma imagem mais completa do impacto que o modelo tem nos resultados dos doentes.

As técnicas de aprendizagem profunda foram utilizadas por Talpur et al.[47] num estudo para a análise de imagens dentárias com o objetivo de diagnosticar cáries dentárias, abrangendo três tipos distintos: cáries proximais, oclusais e radiculares. O algoritmo Neural Network Backpropagation, um dos algoritmos de aprendizagem profunda, permite uma exatidão máxima de 99%. A técnica de aprendizagem profunda foi também utilizada por Murata et al.[48] para analisar radiografias panorâmicas para detetar sinais de sinusite maxilar. O desempenho de diagnóstico deste sistema foi satisfatório. O sistema de aprendizagem profunda apresentou um elevado nível de desempenho de diagnóstico na deteção de sinusite maxilar em radiografias panorâmicas, com uma taxa de precisão de 87,5%. Além disso, o sistema demonstrou uma sensibilidade de 86,7% e uma especificidade de 88,3%. As redes de aprendizagem profunda podem avaliar grandes volumes de dados para realizar tarefas específicas, entre as quais os registos de saúde electrónicos, os dados de imagiologia, as colecções de sensores de dispositivos portáteis e a sequenciação de ácido desoxirribonucleico (ADN) desempenham um papel proeminente.

Estas redes são classicamente utilizadas na área da medicina para diagnósticos assistidos por computador, tratamentos personalizados, análises genómicas e avaliações da resposta a tratamentos. As redes neuronais artificiais (RNA) envolvem redes de processadores informáticos altamente interligados que têm a capacidade de aprender com exemplos passados, analisar dados não lineares, lidar com informações imprecisas e generalizar, permitindo a aplicação do modelo a dados independentes, tornando-o assim uma ferramenta analítica muito atractiva no domínio da medicina. A análise de aprendizagem profunda utilizando radiografias pode ajudar no diagnóstico e planeamento do tratamento de doenças periodontais através da deteção precoce de alterações periodontais[49] perda óssea, alterações na densidade óssea e deteção de peri-implantite.[50] Isto ajuda na intervenção precoce em implantologia.

A aprendizagem profunda (AP) é um ramo da aprendizagem automática em que os sistemas tentam aprender não só um padrão, mas também uma hierarquia de padrões compostáveis que se baseiam uns nos outros. A combinação e o empilhamento de padrões criam um sistema "profundo" muito mais poderoso do que um sistema simples e "superficial". Por exemplo, uma criança não reconhece um gato num passo único e indivisível de correspondência de padrões. Em vez disso, a criança começa por ver as arestas do objeto, um agrupamento particular que define um contorno texturado com formas simples, como olhos e orelhas. Entre estes componentes, surgem grupos maiores, como cabeças e pernas, e um determinado agrupamento destes define o gato inteiro **(Figura-15)**.

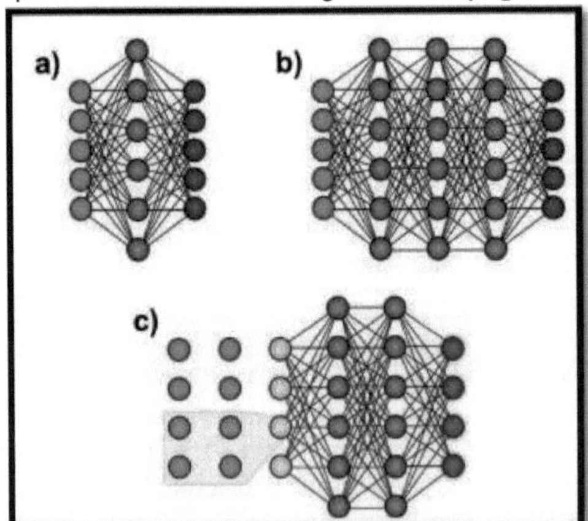


FIGURA-15 SUBUNIDADES DA APRENDIZAGEM PROFUNDA

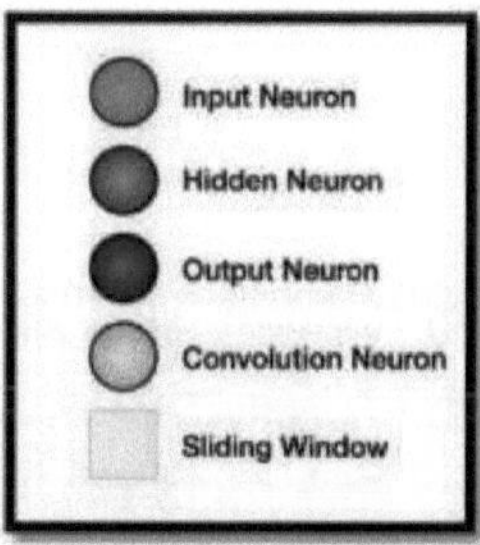


FIGURA-16 CÓDIGO DE CORES DAS CAMADAS

Uma classe extremamente popular de algoritmos de DL é a rede neural artificial (RNA), uma estrutura composta por muitas pequenas unidades de comunicação chamadas neurónios, organizadas em camadas. Uma rede neural é composta por uma camada de entrada, uma camada de saída e camadas ocultas intermédias. É possível ter uma ou poucas camadas ocultas (rede neural superficial) ou várias/muitas camadas ocultas (rede neural profunda, DNN). Estas camadas são designadas por ocultas porque os seus valores não são pré-especificados ou visíveis para o exterior **(Figura 16).** O seu objetivo é permitir a construção hierárquica de informações obtidas a partir da camada de entrada visível para calcular o valor correto da camada de saída visível. O padrão de ligações entre os neurónios define a arquitetura de uma rede neuronal específica e os pontos fortes dessas ligações, que podem ser ajustados com precisão, são designados por pesos da rede neuronal.

CAPÍTULO 10

# IMPRESSÃO 3D

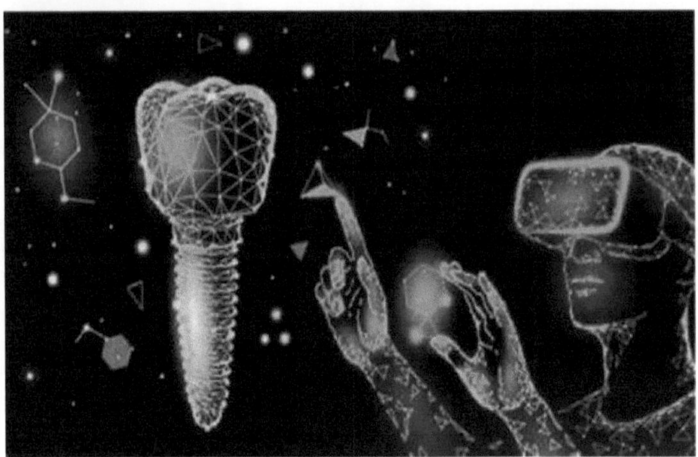

**IMPRESSÃO 3-D**

Nos últimos anos, o desenvolvimento da impressão 3D para aplicações médicas e dentárias aumentou de forma notável. O impulso por detrás do avanço da impressão 3D para a medicina e a medicina dentária surge da possibilidade de produtos individualizados, da poupança em produções de pequena escala, da facilidade de partilha e processamento de dados de imagens de doentes e da atualização educacional. O ritmo de desenvolvimento do fabrico dentário digital tornou-se impressionante. Foram alcançados elevados níveis de produtividade e precisão de ajuste através de processos subtractivos, enquanto os processos aditivos (impressão 3D) estão a ganhar cada vez mais destaque.

O termo impressão 3D é normalmente utilizado para descrever um método de montagem em que a forma final de um objeto é o resultado da adição de diferentes camadas para construir a estrutura de um objeto. Este procedimento é mais corretamente descrito como fabrico aditivo e é igualmente referido como prototipagem rápida. A primeira impressora 3D teve origem em 1981, quando o Dr. Hideo Kodama inventou uma das primeiras máquinas de prototipagem rápida que criava peças camada a camada, utilizando uma resina que podia ser polimerizada por luz UV.

Em 1986, a primeira patente para a estereolitografia (SLA) foi registada por Chuck Hull, que é considerado "o inventor da impressão 3D" por ter criado e comercializado a SLA e o formato .stl - o tipo de ficheiro mais comum utilizado para a impressão 3D. Desde então, a impressão 3D tem-se tornado cada vez mais parte integrante dos fluxos de trabalho de produção dos laboratórios dentários e, atualmente, das cirurgias dentárias, num ambiente de cadeira, aumentando os possíveis fluxos de trabalho utilizando a tecnologia digital. Na sequência da crescente atenção dada a estes métodos de impressão 3D na última década, a sua utilização em medicina regenerativa, engenharia de tecidos e investigação emergiu como os campos de interesse mais investigados. A utilização crescente de scanners intra-orais levou a que os dentistas procurassem a impressão 3D para criar um modelo físico da dentição digitalizada **(Figura-17).** Embora possa não ser necessário imprimir um modelo em 3D em todos os casos, o modelo impresso em 3D pode constituir muitas partes dos processos de planeamento e fabrico envolvidos nos tratamentos dentários. Na medicina regenerativa, o processo de combinação de células com polímeros impressos em 3D para criar culturas de células 3D para engenharia de tecidos.

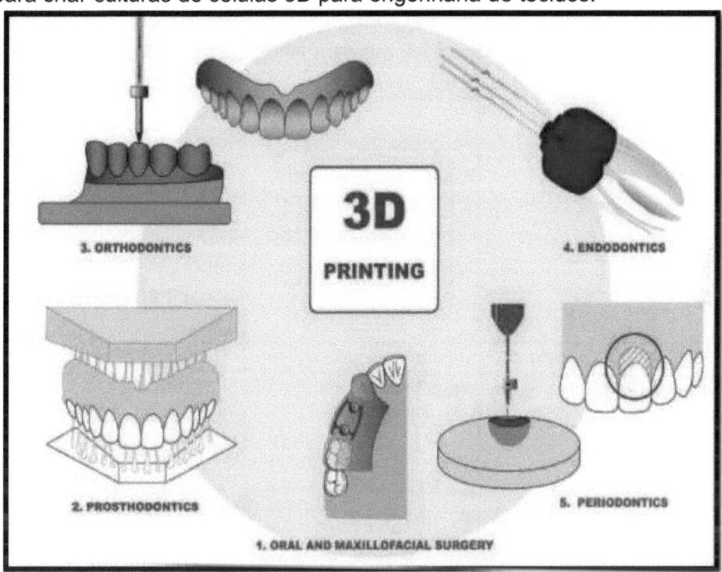


FIGURA-17 VISÃO GERAL DA IMPRESSÃO 3D NA MEDICINA DENTÁRIA

Todo o processo da tecnologia de fabrico aditivo pode ser dividido em quatro etapas[51]

(1) criação de um modelo digital 3D concebido com um software ou utilizando dados de digitalizações intra-orais ou de tomografia computorizada.

(2) processamento e corte do modelo 3D em várias camadas bidimensionais.

(3) imprimir o produto final 3D camada a camada.

(4) pós-processamento do objeto impresso

Atualmente, existem várias impressoras 3D diferentes disponíveis no mercado para aplicações em medicina dentária. As principais tecnologias de impressão 3D adoptadas incluem a estereolitografia, o jato de fotopolímero e o processamento digital de luz que utiliza a luz para curar a resina **(Tabela 3).**[52]

| **Impressora 3D** | **Materiais** | **Aplicação potencial em odontologia** |
|---|---|---|
| Deposição por fusão Modelação (FDM) | Polímeros termoplásticos como o | Produção interna de modelos básicos de |

| | | |
|---|---|---|
| | ácido poliláctico (PLA), o acrilonitrilo-butadieno-estireno (ABS), o policarbonato (PC), o poliéter-éter-cetona (PEEK), etc. | prova de conceito, prototipagem a baixo custo de peças anatómicas simples |
| Estereolitografia (SLA) | Uma variedade de resinas para fotopolimerização, resinas com enchimento cerâmico, etc | Modelos dentários , guias e talas cirúrgicas, dispositivos ortodônticos (alinhadores e retentores), coroas fundíveis e pontes. |
| Laser seletivo Sinterização (SLS) | Pó como alumida, poliamida, poliamida com partículas de vidro, poliuretano tipo borracha, etc. | Hospital preparado para coroas metálicas , coifas e pontes, estruturas de próteses parciais de metal ou de resina |
| Impressão por jato de tinta | Uma variedade de fotopolímeros | Hospitalset-up fabrico de implantes craniomaxilofaciais, modelos anatómicos sofisticados, guias de perfuração e de corte |
| | | próteses (ouvido, nariz, olho) |
| Bioimpressora | Géis e tintas carregados de células à base de colagénio, resinas de fotopolímero, agarose, alginato, hialuronano, quitosano, etc. | Suportes carregados de células para impressão de tecidos duros e moles |

QUADRO-3 TIPOS DE IMPRESSÃO 3D

***Diferentes tecnologias de impressoras 3D***

Embora a tecnologia de base das impressoras 3D seja a mesma, ou seja, o processo de fabrico aditivo automatizado, existem vários princípios sobre os quais as impressoras 3D funcionam. As tecnologias aqui consideradas são as seguintes:

- Estereolitografia (SLA)
- Processamento direto da luz (DLP)

- Modelação por deposição fundida (FDM)
- Impressão a jato de tinta em pó
- Sinterização selectiva por laser (SLS)/Sinterização direta por laser de metal (DMLS)

**Técnica de Estereolitografia (SLA)**

Trata-se de uma das primeiras técnicas a ser comercializada. As impressoras que utilizam este método empregam uma plataforma perfurada situada por baixo de um recipiente de um polímero líquido curável por UV (fotopolímero), juntamente com um laser UV. Um feixe de luz laser é utilizado para traçar a primeira fatia de um objeto na superfície do líquido, provocando o endurecimento de uma camada muito fina (Figura 18). A plataforma é então baixada e outra fatia é traçada e endurecida, repetindo-se este processo até que o objeto completo tenha sido impresso **(Figura-18).**

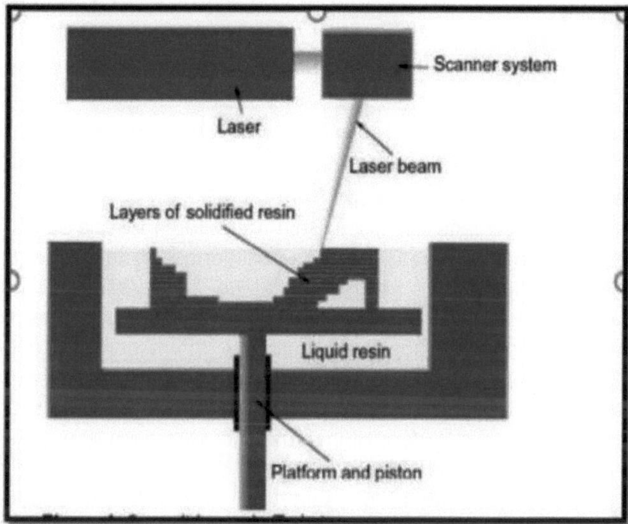


FIGURA-18 TÉCNICA DE ESTEREOLITOGRAFIA

**Técnica de processamento direto da luz (DLP)**

Trata-se de uma técnica ótica que utiliza um projetor de luz que funciona com comprimentos de onda UV para projetar dados de voxels (píxeis volumétricos) num fotopolímero, o que provoca a cura e a solidificação da resina. Cada conjunto de dados voxel é constituído por voxels com dimensões tão pequenas como 16 x 16 x 15 pmm nas direcções X, Y e Z. A empresa alemã EnvisionTEC utiliza esta técnica **(Figura-19).**

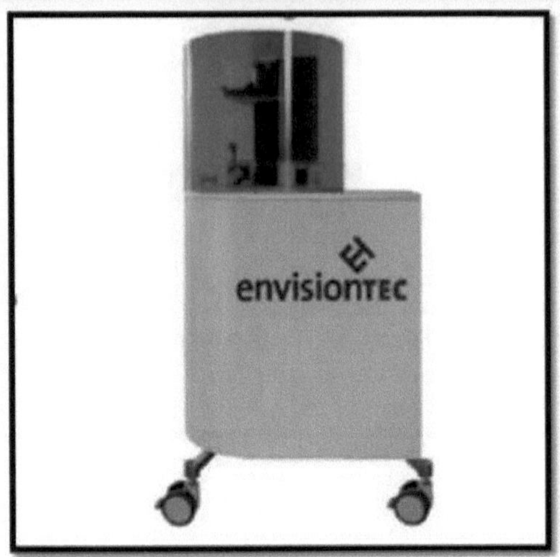


FIGURA-19 IMPRESSORA DE PROCESSAMENTO DE LUZ DIRECTA

**Técnica de modelação por deposição fundida (FDM)**

Esta tecnologia foi inventada por Scott Crump em 1988. Baseia-se na extrusão de material, em que um material semilíquido, normalmente um termoplástico aquecido, é depositado por uma cabeça de impressão controlada por computador. Utiliza dois materiais: o material de modelação, que constitui a peça acabada, e um material de suporte semelhante a um gel, que actua como andaime **(Figura 20).** Os filamentos de material são alimentados a partir dos compartimentos de material da impressora para a cabeça de impressão que se move em coordenadas X e Y, depositando material para completar cada camada antes de a base se mover para baixo no eixo Z e começar a camada seguinte. Uma vez concluído, o material de suporte é removido ou dissolvido e o componente está pronto a ser utilizado

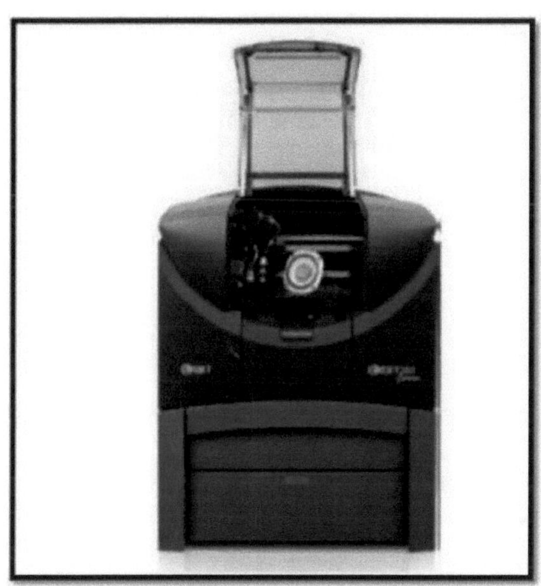

FIGURA-20 TÉCNICA FDM IMPRESSORA

**Impressão a jato de tinta em pó**

Envolve a ligação selectiva de camadas sucessivas de um material em pó. A cola ou aglutinante é aplicada a partir de uma cabeça de impressão do tipo jato de tinta para unir camadas sucessivas de pó. O pó mais frequentemente utilizado é um compósito à base de gesso que necessita de ter a sua superfície revestida após a impressão se for necessário um objeto robusto. É também conhecido como "jato de aglutinante". Algumas Impressoras de jato de aglutinante podem jactar tanto o aglutinante como as tintas coloridas a partir de várias cabeças de impressão separadas, permitindo a criação de objectos 3D a cores com uma resolução de até 600 x 540 dpi **(Figura-21).**

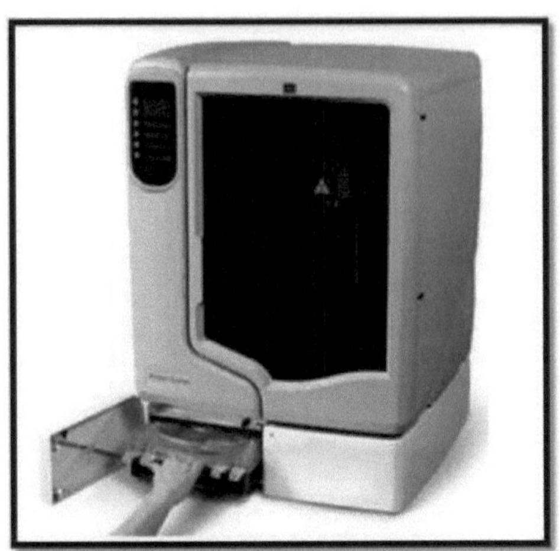

FIGURA-21 IMPRESSORA 3D DE JACTO DE TINTA

**Sinterização selectiva por laser (SLS)/Sinterização direta por laser de metal (DMLS)**

Esta técnica utiliza o calor em vez de um aglutinante para unir materiais em pó e produz objectos através da colocação de uma fina camada de pó e da utilização selectiva de um laser para fundir algumas das suas partículas **(Figura-22).** Durante o processo de impressão, os grânulos de pó não ligados suportam o objeto à medida que este é construído. Quando a SLS é utilizada diretamente para produzir objectos metálicos, o processo é designado por "sinterização direta de metal a laser" (DMLS).[52]

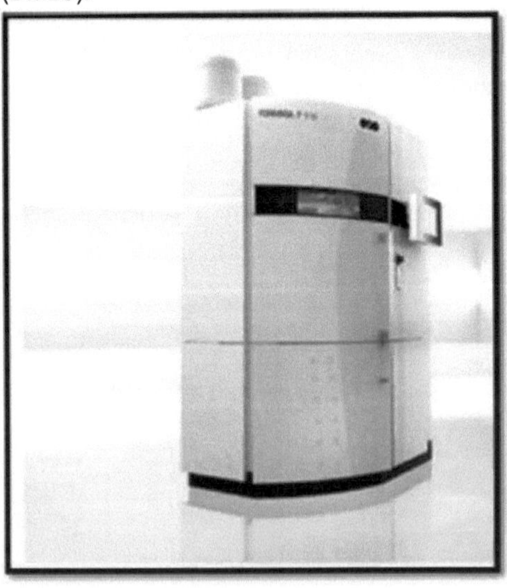

FIGURA-22 SINTERIZAÇÃO SELECTIVA POR LASER(SLS)/METAL DIRECTO SINTERIZAÇÃO A LASER

CAPÍTULO 11

# ROBÓTICA

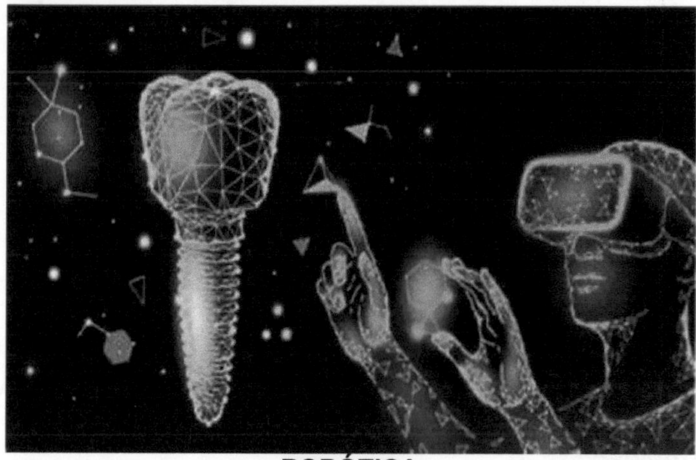

## ROBÓTICA

Os robôs são um avanço técnico que foi adaptado para utilização em procedimentos cirúrgicos numa vasta gama de domínios, ajudando o pessoal médico nas suas funções. Aplicam-se a muitos campos, incluindo a oncologia e a implantologia, quando ligados à medicina dentária.[53] Devido ao campo operatório restrito e à anatomia circundante muito próxima, o desenvolvimento de um sistema cirúrgico robótico para a cirurgia craniofacial sofreu algum atraso. Os recentes avanços tecnológicos levaram a novas compreensões e avanços nos procedimentos endoscópicos, imagens de vídeo e ferramentas cirúrgicas, permitindo a utilização da cirurgia robótica para a realização de uma série de procedimentos que eram anteriormente efectuados à mão. Vicini et al.[54] foram os primeiros a introduzir o conceito de Cirurgia Robótica Transoral (TORS) para o tratamento da Apneia Obstrutiva do Sono em 2010.

Desde então, foram publicados muitos estudos sobre a sua eficácia. Em muitos departamentos de ORL, a TORS é atualmente considerada uma abordagem cirúrgica minimamente comum para a redução da base da língua em casos de apneia obstrutiva do sono devido a uma obstrução das amígdalas linguais.[(55)]

Dentrónica é um hiperónimo da gama de tecnologias dentárias avançadas, incluindo robótica médica e inteligência artificial. Envolve a interação entre humanos e máquinas, segurança robótica e funções de assistência, hardware e software. Além disso, explica a aplicação de dispositivos tecnológicos centrados no ser humano em abordagens de assistência, preditivas, de diagnóstico e invasivas, que intensificam a fiabilidade, a reprodutibilidade, a precisão e a eficácia no domínio da medicina dentária. Existem várias tecnologias facilitadoras em robótica, IA e ML que podem contribuir para o desenvolvimento de novas metodologias em medicina dentária. Podem ser analisadas como mecatrónica, controlo, segurança e interação homem-robô **(Figura 23).**

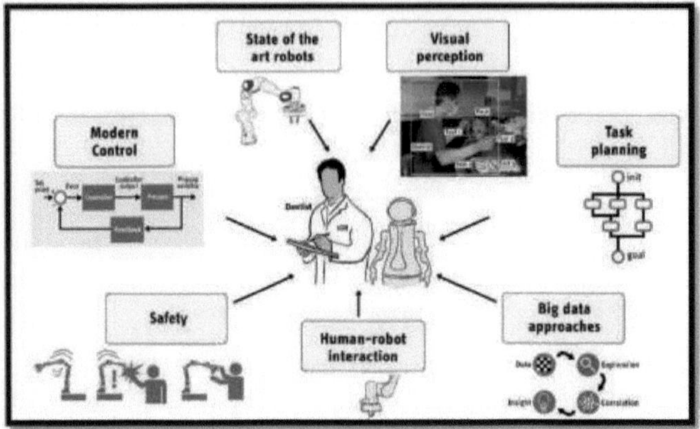


FIGURA-23 VISÃO DE POSSÍVEIS ROBOTS E REDE DE SERVIÇOS DE INTELIGÊNCIA ARTIFICIAL PARA APOIAR A MEDICINA DENTÁRIA DO FUTURO.

## MECATRÓNICA

O desenvolvimento dos componentes mecatrónicos dos robôs tem sido um processo gradual que, há apenas dezassete anos, começou a produzir os primeiros modelos de robôs leves que, muitos anos mais tarde, demonstrariam de forma convincente a viabilidade da colaboração entre humanos e robôs. Este princípio de conceção foi alargado e desenvolvido.[56] O fator mais distintivo destes sistemas, para além do seu design leve, é a utilização de sensores de binário em todas as articulações e as consequentes articulações inerente ou ativamente flexíveis e reflexivas.[57]

Os sistemas industriais da próxima geração, em especial no domínio médico, têm sido um fator determinante no desenvolvimento de novas plataformas de robôs, como o sistema de investigação DLR MIRO[58] ou o **sistema** comercialmente muito bem sucedido **da Vinci**. Este último é utilizado em todo o mundo por muitas clínicas de grande dimensão para cirurgias minimamente invasivas, como prostatectomias, reparação de válvulas cardíacas e procedimentos ginecológicos. Muita investigação neste domínio tem também sido feita sobre robôs contínuos que podem ser mais adequados para uma série de tarefas relacionadas com a cirurgia minimamente invasiva.

## CONTROLO

O controlador de um robô determina a forma como as suas articulações são acionadas em função da entrada sensorial e está, portanto, diretamente relacionado com a forma como interage explícita ou implicitamente com o ambiente. A aplicação de sistemas robóticos num cenário dentário requer a capacidade de interação física sensível sem causar qualquer tipo de dano ao ambiente ou ao próprio sistema. Na robótica, o controlo de impedância[59] tornou-se uma estrutura essencial que ainda serve de base a muitos sistemas de controlo modernos que cumprem este requisito. Permite que os robôs interajam em segurança com o ambiente de forma semelhante à dos humanos, imitando o comportamento de controlo motor humano. Isto contrasta muito com os clássicos robôs industriais controlados por posição utilizados nas linhas de montagem e em espaços de trabalho separados dos humanos.

**SEGURANÇA**

A segurança humana é um dos aspectos mais importantes num cenário de colaboração entre humanos e robôs. Especialmente na última década, tem havido uma extensa investigação[60] sobre este tópico, a fim de determinar os requisitos de robôs seguros e estudos sobre lesões, o que resultou no desenvolvimento de novos paradigmas de conceção que visam tornar os robôs modernos inerentemente seguros. Em particular, alguns trabalhos[61] abordam questões de segurança e deram origem a novas normas de segurança, como a ISO 13482-3 (segurança de máquinas - segurança funcional de sistemas de controlo eléctricos, electrónicos e electrónicos programáveis relacionados com a segurança). No âmbito do paradigma da robótica flexível, os sensores de binário das articulações com observadores de perturbações adequados são utilizados para o tratamento do contacto homem-robô e, de um modo mais geral, para o tratamento unificado de colisões e a reação reflexa. Para evitar lesões de colegas de trabalho humanos em colisões não intencionais, foram desenvolvidos métodos de controlo de movimentos seguros, determinando a velocidade máxima permitida para garantir a segurança humana através de uma base de dados de lesões e da configuração atual do robô, um componente essencial para permitir que humanos e robôs partilhem espaços físicos e interajam sem problemas. Outros trabalhos desenvolveram métodos para a conceção de robôs e tarefas com consciência da segurança.

Para além de considerar apenas o robô isolado, também o seu local de trabalho na sua totalidade deve ser tido em conta na conceção de um ambiente de trabalho seguro. No Espaço Económico Europeu, um sistema robotizado tem de ser fornecido com uma marcação CE que confirme as normas de segurança, saúde e proteção ambiental dos produtos.

**INTERACÇÃO HOMEM-ROBÔ**

A compreensão, conceção e avaliação de sistemas robóticos para utilização por ou com seres humanos é designada por interação homem-robô. Há vários modos de interação entre humanos e robôs. A interação física homem-robô (PHRI) tem-se tornado cada vez mais relevante na robótica moderna e desempenhará também um papel importante nas aplicações Dentronics. Um artigo de revisão anterior considerou a háptica como um dos elementos-chave para a robótica na medicina dentária.[62] Uma PHRI segura requer robôs colaborativos e sensíveis e um comportamento de conformidade adequado, possibilitado por controladores apropriados, tal como descrito acima. Um exemplo de comunicação física entre humanos e robots são os gestos hápticos. Estes permitem que o ser humano transmita ao robô intenções dependentes do contexto, tocando-lhe.

A estimativa de forças externas do robô pode então processar a amplitude, a direção e a duração, bem como outras assinaturas hápticas do toque, e utilizá-las como meio de comunicação. As extensões com análise de dados baseada na aprendizagem automática permitem mesmo a classificação autónoma de contactos. Num contexto mais vasto, as interfaces de botões também estão relacionadas com a interação física, especialmente se forem montadas no robô para formar um controlo direto integrado, como, por exemplo, no braço Franka Emika Panda ou na plataforma Baxter. Outra forma bastante básica de interação baseada no contacto são as interfaces gráficas, por exemplo, quando é importante não sobrecarregar o utilizador com informações, mas concentrar-se no contexto atual. No entanto, estes métodos podem não ser tão intuitivos como a interação física direta com o robô.

**A DENTRÓNICA EM RELAÇÃO À MEDICINA DENTÁRIA**

Uma aplicação robótica cirúrgica que se tornou realidade é um assistente robótico invasivo para implantologia dentária. Foi autorizado para utilização operatória pela FDA (Food and Drug Administration) em março de 2017. O produto chama-se Yomi e é produzido pela Neocis (Neocis Inc., Miami, EUA). Com base nos dados 3D de uma TAC, o dentista planeia a posição do implante. Durante a cirurgia, o braço robótico faz o furo no maxilar e coloca o implante de acordo com o planeamento, enquanto o dentista pode seguir a posição da broca em tempo real, graças ao software, que permite ao dentista ajustar a posição de colocação do implante no intraoperatório

A ideia de um robô de treino dentário foi descrita pela primeira vez em 1969. A aplicação de um humanoide no ensino dentário foi testada em 2017. Um humanoide, um sistema de simulação de pacientes de corpo inteiro (SIMROID), foi testado num estudo entre estudantes de medicina dentária para descobrir se um paciente robótico era mais realista para os estudantes se familiarizarem com pacientes reais[(63)] do que os manequins habitualmente utilizados. "**Hanako**", o SIMROID tem 165 cm de altura. Tem um esqueleto metálico e uma pele com padrão de goma à base de cloreto de vinilo. "Hanako" é uma contribuição interessante para a educação em medicina dentária, uma vez que o SIMROID imita um ser humano nas suas acções e expressões. Pode exprimir verbalmente a dor, revirar os olhos, pestanejar, abanar a cabeça em sinal de dor, executar movimentos do maxilar, da língua, do cotovelo e do pulso. Além disso, pode até simular um reflexo de vómito com um sensor de úvula e também simular funções de indução de hemorragia e fluxo de saliva. Outro equipamento robótico educacional descrito na literatura é o **ROBOTUTOR**.

Esta ferramenta foi desenvolvida como uma alternativa a um médico para demonstrar técnicas de limpeza dos dentes aos pacientes. Trata-se de um dispositivo robótico para treinar e demonstrar técnicas de escovagem. Um estudo entre pacientes mostrou que o ROBOTUTOR era o método mais atrativo (de acordo com a avaliação do paciente) para a educação em saúde dentária, em comparação com outros métodos (clínico ou vídeo tutorial áudio). Um sistema mecatrónico para apoiar o dentista na perfuração foi testado in vitro e mostrou bons resultados, no entanto, ainda não foi validado num ambiente clínico. A precisão da posição do dentista foi 53% melhor com o sistema mecatrónico[64] do que sem ele. A eficiência das escovas de dentes e a sua abrasividade em relação ao esmalte podem ser testadas com a maior repetibilidade e comparabilidade utilizando sistemas robóticos. Nelson et al. publicaram a ideia de um sistema robótico para assistência durante o tratamento do canal radicular. A

chamada "máquina de venda automática" deveria fornecer ao dentista os instrumentos necessários para o tratamento do canal radicular durante o tratamento[65] , de modo a reduzir o desvio do local de operação.
A medicina dentária está a avançar para uma nova era de medicina baseada em dados e assistida por robôs. No entanto, as mais recentes mudanças na tecnologia moderna de robôs, ML e IA ainda não foram totalmente introduzidas na investigação dentária, nem atingiram a prontidão tecnológica e a eficiência de custos para entrar no mercado dentário. Os sistemas educativos já se tornaram realidade. Os assistentes dentários robotizados e outras aplicações, por exemplo, cirurgia oral, arranjo de dentes, ortodontia ou ensaio de materiais, são promissores, embora os desafios mais críticos para a Dentronics, para além dos custos elevados e da difícil operacionalidade dos sistemas, sejam as capacidades sensoriais e de manipulação ainda bastante básicas dos sistemas robóticos e a falta de capacidade de aprendizagem.
Além disso, a maior intuitividade dos sistemas, combinada com amplos esforços educativos e a introdução de sistemas acessíveis, são desafios fundamentais que têm de ser ultrapassados para introduzir verdadeiramente a Dentrónica. A AM fará avançar as medidas de diagnóstico, facilitará o planeamento do tratamento, reduzirá os erros de tratamento e, em última análise, aumentará a eficácia do sistema de saúde em geral. No entanto, atualmente, a utilização do ML ainda se restringe a casos-piloto e a questões de investigação definidas de forma restrita. São necessários sistemas mais flexíveis com áreas de aplicação mais alargadas para alcançar um desempenho valioso ao nível humano. Os futuros dentistas precisam de se familiarizar com a Dentronics, incluindo competências de interação homem-robô digitais e do mundo real.

CAPÍTULO 12

# INTELIGÊNCIA ARTIFICIAL EM VÁRIOS DOMÍNIOS DA MEDICINA DENTÁRIA

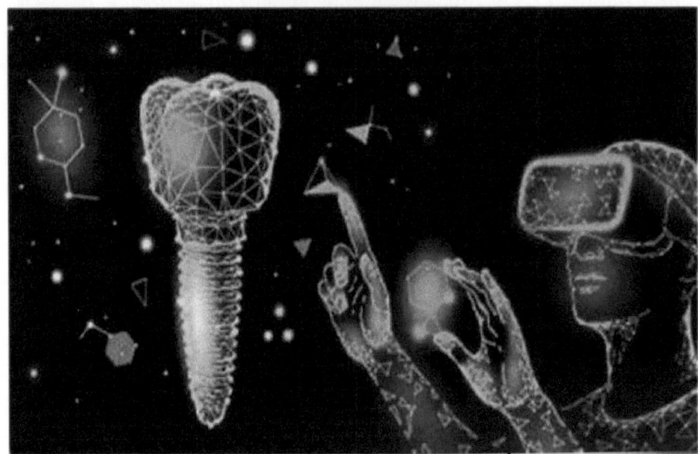

*INTELIGÊNCIA ARTIFICIAL EM VÁRIOS DOMÍNIOS DA MEDICINA DENTÁRIA*

## INTELIGÊNCIA ARTIFICIAL EM VÁRIOS DOMÍNIOS DA DENTISTRIA

A Inteligência Artificial não é um mito, mas sim o nosso futuro na medicina dentária. As suas aplicações em todas as áreas estão a crescer de dia para dia. A aplicação da IA nos cuidados de saúde é uma área de grande atenção e importância. A inteligência artificial na medicina dentária começou a adquirir o seu papel com o aparecimento da computação de dados e a disponibilidade de grandes quantidades de dados de pacientes. Embora não possa, de modo algum, substituir o papel do dentista, uma vez que a prática dentária não se resume ao diagnóstico de doenças, mas inclui também a correlação com vários achados clínicos e fornece tratamento ao paciente. O diagnóstico correto de qualquer doença é a base para um tratamento bem sucedido.

As redes neuronais artificiais funcionam bem para este fim, especialmente nos casos em que a etiologia da doença é multifatorial. Para aplicações clínicas de IA em medicina dentária, é necessária uma transformação completa do fluxo de trabalho digital. Atualmente, podem encontrar-se vários exemplos de tecnologias dentárias avançadas baseadas em fluxos de trabalho digitais **(Figura-24).** O seu objetivo é melhorar a eficiência e a qualidade dos serviços prestados. As previsões do crescimento facial e do envelhecimento representam outra especialidade que está a deixar o domínio humano, uma vez que os algoritmos de IA estão a assumir a previsão e o planeamento.

Em combinação com as competências humanas, a IA promete ser a ferramenta mais útil e valiosa na prática quotidiana da cirurgia oral e maxilofacial, à semelhança dos métodos modernos de imagiologia médica, como as variações baseadas na tomografia computorizada (TC), na CBCT e na ressonância magnética (RM), que transformaram a forma como os clínicos visualizam a anatomia e a patologia faciais.

A saúde periodontal é representada pela estabilidade, estética e função dos dentes como um fator de qualidade de vida social. A periodontite é um importante problema de saúde pública devido à sua elevada prevalência e porque pode levar à perda de dentes e, mais tarde, à perda de todos os dentes. A IA tem recebido uma enorme atenção e passou por uma fase de transição, deixando de ser uma ferramenta puramente estatística para se tornar num dos principais motores da medicina moderna.

***INTELIGÊNCIA ARTIFICIAL EM VÁRIOS DOMÍNIOS DA <u>MEDICINA</u> DENTIRÍCIA***. O software de IA foi concebido com algoritmos de pesquisa automatizados com uma capacidade acrescida para extrair, analisar e correlacionar grandes quantidades de complicações relevantes e multifactoriais, bem como subclassificar os factores predisponentes de qualquer condição investigada.

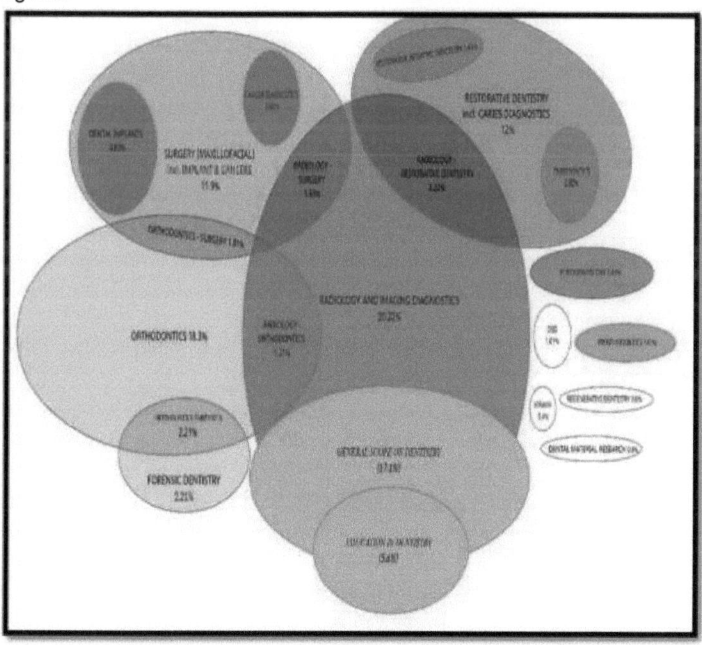


FIGURA-24 DIAGRAMA DE VENN QUE ILUSTRA ONDE SE CONCENTRA

ACTUALMENTE A UTILIZAÇÃO DE AR CONDICIONADO DENTÁRIO, COM RELAÇÕES ENTRE OS GRUPOS.

## APLICAÇÃO DA INTELIGÊNCIA ARTIFICIAL EM ORTODONTIA

A IA está, sem dúvida, a mudar o paradigma da ortodontia. A ortodontia pode agora pertencer às especialidades dentárias mais afectadas pela IA. A análise cefalométrica - uma pedra angular do planeamento do tratamento - utiliza agora o poder das segmentações automatizadas de CBCT com análise cefalométrica 3D automatizada baseada em algoritmos CNN 3D avançados.[66] De todas as estruturas esqueléticas e de tecidos moles disponíveis para o diagnóstico ortodôntico, a face está entre as mais importantes, embora seja a mais difícil de compreender cientificamente pelos humanos. Atualmente, é possível utilizar a análise automatizada da superfície facial por IA a partir de CBCT, Lidar de smartphones omnipresentes ou qualquer outro scanner facial para aumentar a precisão e a eficiência do diagnóstico.[67]

Várias empresas passaram a última década a recolher grandes quantidades de dados sobre o movimento dos dentes resultantes de tratamentos com alinhadores, o que lhes proporcionou uma base essencial para implementações avançadas de IA que apoiam o movimento eficaz dos dentes. No entanto, outros aspectos importantes da ortodontia - a comunicação com o doente, o coaching e, não menos importante, o controlo do clínico sobre o progresso do tratamento - tornaram-se um novo domínio para a implementação da IA. Muitas destas implementações foram introduzidas como soluções de telessaúde, beneficiando das restrições de contacto interpessoal da pandemia da COVID-19. Algumas delas forneceram mesmo uma ferramenta útil gerida por IA para a fase de retenção ortodôntica ou para a fase de pré-tratamento, de modo a que as condições clínicas, definidas por especialistas em ortodontia, pudessem ser regularmente avaliadas por IA através de gravações de vídeo em casa dos pacientes.[68] O aspeto da especialidade ortodôntica que não é significativamente afetado pela IA é a conceção e o fabrico de dispositivos personalizados. Os processos de IA estão bem implementados na produção em massa de alinhadores transparentes,[69] embora a inteligência artificial tenha desempenhado um papel significativo no tratamento seguro dos desafios da pandemia nos cuidados e educação ortodônticos.

## APLICAÇÃO DA INTELIGÊNCIA ARTIFICIAL NA CIRURGIA ORAL E MAXILOFACIAL

Em combinação com as competências humanas, a IA promete ser a ferramenta mais útil e valiosa na prática quotidiana da cirurgia oral e maxilofacial, à semelhança dos métodos modernos de imagiologia médica, como as variações baseadas na tomografia computorizada (TC), na CBCT e na ressonância magnética (RM), que transformaram a forma como os médicos visualizam a anatomia e a patologia faciais. Graças às capacidades avançadas de classificação, aprendizagem, previsão e deteção, os algoritmos de IA complementam as competências humanas, minimizando as suas imperfeições e imprecisões.

***INTELIGÊNCIA ARTIFICIAL EM VÁRIOS DOMÍNIOS DA MEDICINA***

Vários estudos referem a preferência pela utilização da IA na deteção de tumores da cabeça e do pescoço utilizando dados de imagem (imagens radiográficas, microscópicas e ultra-sonográficas).[70] O principal objetivo destes trabalhos foi aplicar um híbrido de métodos de seleção de caraterísticas e de aprendizagem automática no prognóstico do cancro oral com base nos parâmetros em correlação com marcadores patológicos clínicos e genómicos.

O termo "radiómica" refere-se à análise e extração de quantidades de dados a partir de recursos de imagiologia gerados por TC, tomografia por emissão de positrões (PET/CT) e RMN.[71] Outras aplicações da IA na cirurgia maxilofacial incluem a previsão de resultados e o planeamento de procedimentos cirúrgicos ortognáticos e craniofaciais (ou seja, após trauma esquelético) com a utilização de imagens digitais, fotografias, fotografias 3D e exames intra-orais. O campo da previsão de tecidos necessita de dados e resultados 3D mais relevantes, uma vez que os dados atualmente disponíveis são uma combinação de diferentes medições, planeamento 2D e 3D e imagiologia. A indústria está também a fazer investimentos significativos na investigação e desenvolvimento de IA aplicada à ortodontia digital e à cirurgia robótica.[72]

## APLICAÇÃO DA INTELIGÊNCIA ARTIFICIAL NA ENDODONTIA

O objetivo do tratamento endodôntico é proporcionar um tratamento da melhor qualidade, com a intenção de manter o dente no seu estado funcional e prevenir quaisquer complicações futuras. Os modelos de IA têm demonstrado várias aplicações na endodontia, tais como o estudo da anatomia do sistema de canais radiculares, a deteção de lesões periapicais e fracturas radiculares, a determinação das medidas do comprimento de trabalho, a previsão da viabilidade das células estaminais da polpa dentária e a previsão do sucesso dos procedimentos de retratamento. O diagnóstico assistido por computador (CAD) tem-se centrado principalmente no desenvolvimento da inteligência artificial para a avaliação de lesões periapicais utilizando radiografias periapicais digitais, radiografias panorâmicas e imagens CBCT.[73] Os modelos baseados em IA são muito eficientes na determinação do forame apical e do comprimento de trabalho. Estes modelos podem ser de grande ajuda para dentistas menos experientes e não especialistas, uma vez que podem ser utilizados em aplicações clínicas. A tecnologia de inteligência artificial é amplamente utilizada no diagnóstico (deteção radiográfica, imagens CBCT) de patologias periapicais, demonstrando resultados satisfatórios com elevada sensibilidade e especificidade moderada.[74] É especialmente importante detetar as fracturas radiculares verticais (FRV) numa fase precoce para evitar danos nas estruturas de suporte. As tecnologias de IA provaram ser muito eficientes, em comparação com as radiografias periapicais, no diagnóstico de FRV em imagens CBCT.

## APLICAÇÃO DA INTELIGÊNCIA ARTIFICIAL EM PRÓTESE DENTÁRIA

Com o aparecimento dos primeiros sistemas baseados em inteligência artificial na prótese dentária como uma disciplina dentária bem definida, a mudança de paradigma já se demonstrou nas suas aplicações em diagnósticos automatizados, como medida preditiva e como ferramenta de classificação ou identificação. Atualmente, a prótese dentária utiliza todos os aspectos da medicina dentária digital. Os fluxos de trabalho que antes começavam com impressões analógicas começam agora com uma digitalização intra-oral. Os scanners intra-orais provaram ser suficientemente precisos para a prática diária, especialmente em restaurações de coroas individuais ou pontes mais pequenas.[75] A IA é utilizada durante o processo de digitalização para remover automaticamente os tecidos moles e o material em excesso.

O passo seguinte após a aquisição do scan intra-oral em prótese fixa é a deteção de margens - a IA é utilizada para este fim, e a margem proposta pode ser modificada posteriormente. O desenho assistido por computador/fabrico assistido por computador (CAD/CAM) é utilizado no desenho e fabrico de restaurações dentárias fixas e removíveis. Neste processo, a aprendizagem automática pode utilizar milhões de coroas naturais para criar o melhor desenho de coroa possível para determinadas situações. A inteligência artificial também pode ser utilizada para prever a descolagem de restaurações CAD/CAM com base em imagens de matrizes.[76] Na prótese removível, as arcadas dentárias podem ser classificadas com a utilização de uma rede neural convolucional (CNN). Em pacientes desdentados, é sempre um desafio para o técnico de prótese dentária configurar os dentes da prótese para satisfazer os requisitos funcionais e estéticos. A aprendizagem automática no software CAD/CAM pode recriar relações inter-maxilares aceitáveis através da colocação correta dos dentes.[77]

Em casos estéticos complicados que envolvam um único incisivo central ou vários dentes frontais, a IA pode ajudar na correspondência exacta da cor. Na prótese sobre implantes, os scanners intra-orais podem reconhecer a localização dos implantes e importá-los diretamente para o software CAD. A IA também pode otimizar a conceção de implantes dentários, mas ainda necessita de alguns ajustes.[78] O desenho do sorriso é atualmente uma parte popular do fluxo de trabalho digital que se cruza com várias disciplinas dentárias.

Tira partido da acessibilidade sem precedentes da digitalização digital, incluindo a digitalização facial em 3D e a disponibilidade de fusões virtuais de dados 3D, tais como CBCT segmentada, digitalizações intra-orais e digitalizações faciais, resultando na virtualização da morfologia do paciente, que é a pedra angular de qualquer planeamento de tratamento que afecte o sorriso do paciente. O desenho do sorriso começou com desenhos simples em papel, utilizando fotografias 2D impressas dos pacientes. Mais tarde, evoluiu para software de apresentação, como o PowerPoint/Keynote, e posteriormente foi programado software dedicado. Devido às suas vantagens, vários fabricantes fornecem software que utiliza IA para facilitar o processo de desenho do sorriso.[79]

## APLICAÇÃO DA INTELIGÊNCIA ARTIFICIAL EM PERIODONTOLOGIA

O software de IA foi concebido com algoritmos de pesquisa automatizados com maior capacidade para extrair, analisar e correlacionar grandes quantidades de complicações relevantes e multifactoriais, bem como subclassificar os factores predisponentes de qualquer condição investigada. A utilização de técnicas de IA em combinação com diferentes tipos de dados para o diagnóstico de doenças periodontais tem sido amplamente explorada na literatura.[80] A prevenção de doenças orais com base nos impactos da IA no comportamento de higiene oral também foi comunicada. Foi proposto um novo método, baseado em sensores inerciais usados no pulso para detetar comportamentos de escovagem e de utilização do fio dental.[81]

CAPÍTULO 13

# APLICAÇÃO DE TÉCNICAS ARTIFICIAIS INTELIGÊNCIA EM PERIODONTIA

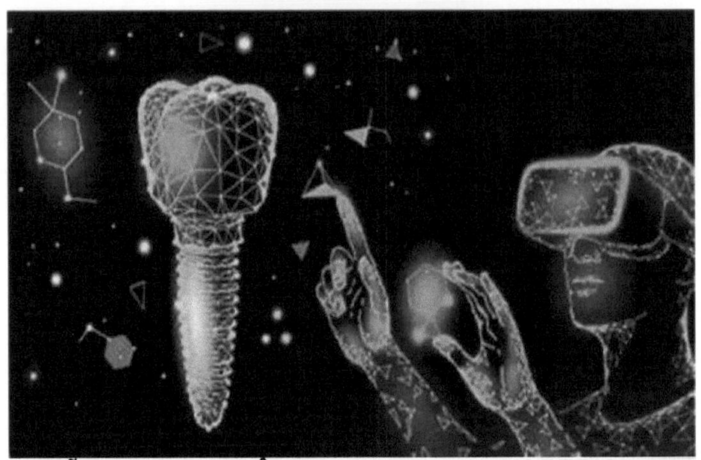

## APLICAÇÃO DA INTELIGÊNCIA ARTIFICIAL EM PERIODONTIA

### A) DIAGNÓSTICO E PLANEAMENTO DO TRATAMENTO

A doença periodontal é uma condição inflamatória crónica desencadeada por uma microflora disbiótica no sulco gengival. Este desequilíbrio ativa a resposta imunitária inata através de vários receptores presentes nas células do hospedeiro, conduzindo a uma sinalização intra e intercelular. Consequentemente, é iniciada a resposta imuno-inflamatória do hospedeiro, influenciada por múltiplos factores que contribuem tanto para a causa como para a modificação da doença. Estes factores actuam simultaneamente e de forma interactiva. A doença manifesta-se como uma carga microbiana localizada, provocando uma reação inflamatória e a deterioração dos tecidos e é caracterizada por períodos alternados de exacerbação e remissão. A abordagem de diagnóstico da doença periodontal pode ser complexa e morosa. Atualmente, baseia-se em exames radiográficos invasivos que não permitem uma visualização clara dos tecidos moles ou na sondagem periodontal manual, que é subjectiva e depende da perícia do médico.

No entanto, a incorporação de estudos microbiológicos e da análise de biomarcadores periodontais pode melhorar o diagnóstico clínico. Os recentes avanços tecnológicos tornaram possível a imagiologia dos tecidos periodontais, desempenhando um papel crucial no diagnóstico de casos. A tomografia de coerência ótica e a ultrassonografia periodontal têm sido utilizadas para demonstrar a eficácia do exame periodontal não invasivo. No entanto, estes métodos são morosos e ainda requerem conhecimentos especializados na interpretação das imagens de ultra-sons dos tecidos periodontais, o que pode ser difícil para os periodontistas. A aplicação da Inteligência Artificial (IA) na interpretação das imagens geradas é promissora para ultrapassar estes desafios. As CNN podem analisar automaticamente os dados de raios X e ajudar no diagnóstico da doença periodontal. Isto pode ajudar a resolver as limitações da radiografia, como a exposição à radiação e as dificuldades na observação dos tecidos moles, que dificultam ainda mais a monitorização da progressão da doença e dos resultados do tratamento.[82]

Em 2014, Ozden et al. desenvolveram um sistema de classificação utilizando máquinas de vectores de suporte (SVM), árvores de decisão (DT) e RNAs para identificar diferentes tipos de doenças periodontais. O estudo envolveu 150 pacientes divididos em dois grupos: um grupo de treino constituído por 100 pacientes e um grupo de teste constituído por 50 pacientes.[83] Os códigos dos factores de risco, os dados periodontais e a perda óssea medida radiograficamente foram utilizados como inputs para o sistema de classificação, que produziu seis condições periodontais distintas como outputs. A exatidão dos métodos propostos foi avaliada com base na sua resolução e tempo de processamento. Com base na investigação clínica realizada em 150 pacientes, verificou-se que a DT e a SVM tiveram um desempenho excecional na classificação exacta das doenças periodontais. A SVM alcançou uma precisão de 98% com um tempo total de cálculo de 7,00 segundos, enquanto a DT alcançou a mesma precisão com um tempo de cálculo ligeiramente superior de 19,91 segundos. Por outro lado, a ANN apresentou um desempenho inferior com uma precisão estimada de 46%. Os investigadores concluíram que a SVM e a DT eram ferramentas de tomada de decisão compreensíveis e práticas para prever a doença periodontal, uma vez que eram suficientemente simples para serem compreendidas, ao mesmo tempo que englobavam os vários factores associados à destruição periodontal.

***PROGNÓSTICO E AVALIAÇÃO DOS RISCOS***

As redes neuronais podem ser uma ferramenta eficaz para melhorar o comportamento médico e maximizar o benefício das despesas de tratamento, como demonstrado por Amiri et al. em 2006. No sector da saúde, a utilização da IA para o prognóstico e a avaliação de riscos tem sido regularmente estudada.[84] As redes naturais treinadas pelo algoritmo de Levenberg-Marquardt foram aplicadas com êxito na avaliação do risco de doença periodontal, de acordo com Shankarapillai et al.[85] Em 2012, Moghimi et al. utilizaram um algoritmo genético e uma rede neural artificial para prever o tamanho de caninos e pré-molares ocultos. Os resultados demonstraram que o método proposto era mais exato e eficaz do que a análise de regressão na previsão do tamanho dos caninos e pré-molares ocultos. De acordo com estudos anteriores, a capacidade distintiva das redes neurais artificiais para reconhecer diferenças, classificar e identificar doenças é potencialmente eficaz e significativa.

***DETECÇÃO DE DOENÇAS***

A partir de imagens de microscopia da placa dentária, Aberin e Goma utilizaram um sistema CNN para identificar doenças periodontais. Para ser mais preciso, utilizaram o método CNN para fazer corresponder fotografias de indivíduos com periodonto saudável e não saudável às condições correspondentes, e obtiveram uma precisão de 75,5%.[86] Comparativamente, Balaei et al.[87] utilizaram um sistema CNN para identificar a doença periodontal a partir de fotografias intra-orais e obtiveram uma precisão de 66,7% para a deteção da doença e de 91,6% para a avaliação do pré-tratamento. Estas duas investigações demonstram que os sistemas CNN podem ser utilizados eficazmente para determinar a saúde periodontal.

A partir de 1044 imagens de radiografia periapical, Lee et al. utilizaram um método CNN para identificar dentes com risco periodontal, classificando os dentes como saudáveis, moderados e graves.[88] A menor e a melhor precisão foram calculadas independentemente para a mandíbula e a maxila, e obtiveram 73,4% e 82,8%, respetivamente. No que diz respeito ao diagnóstico exato de dentes com insuficiência periodontal, afirmaram que a sua técnica CNN parecia ser promissora. Dado que o seu estudo incluiu avaliações clínicas, pode ser considerado como sendo mais preciso.[89]

Utilizando a sua abordagem CNN, Krois et al. avaliaram imagens radiográficas de 2001 e apresentaram valores de sensibilidade, especificidade e exatidão de 0,81, 0,81 e 0,81, respetivamente.[90] Também documentaram e compararam estatisticamente os resultados da avaliação de seis dentistas. De uma forma semelhante a esta, Kim et al. referiram que esta abordagem pode diminuir as obrigações dos radiologistas dentários que interpretam imagens, avaliando com êxito a perda óssea periodontal a partir de radiografias panorâmicas utilizando um sistema CNN. Ao utilizarem um sistema CNN para avaliar a perda óssea e o estadiamento da periodontite de acordo com as normas do "2017 World Workshop on the classification of periodontal and peri-implant diseases and conditions", Chang et al. relataram uma elevada precisão e fiabilidade.[91]

Foram desenvolvidos muitos analisadores de hálito para substituir a avaliação organoléptica subjectiva. Os principais inconvenientes da avaliação dos VSC (Compostos Sulfurados Voláteis), por si só, são

1) A ausência de VSCs não significa que o mau hálito tenha desaparecido

2) Os compostos voláteis não sulfurados, biomarcadores de doenças sistémicas, encontrados em até 15% dos casos de halitose, são ignorados. O Olfato Artificial é uma técnica não invasiva que avalia o espetro completo de compostos voláteis exalados **(Barash et al, 2009, Haick et al, 2014, Nakhleh, Broza et al, 2014).**

Consiste numa série de sensores, principalmente baseados em nanomateriais, que avaliam de forma semi-selectiva e/ou colectiva a composição do hálito exalado, utilizando software de análise e uma base de dados de padrões de hálito, sendo depois processados para uma aplicação de reconhecimento de padrões. Um classificador de árvore de decisão determina então se o sujeito sofre de halitose oral ou extra-oral e, no segundo caso, pode também estabelecer associações com diferentes doenças sistémicas. **Nakhleh, Amal et al, 2017** relataram 20 sensores baseados em nanomateriais funcionalizados concebidos para distinguir com sucesso entre 17 doenças sistémicas diferentes, analisando a respiração exalada com uma precisão global de 86%.[92]

***SIMULADOR DE TREINO PERIODONTAL DE REALIDADE VIRTUAL BASEADO NA HÁPTICA***

Este foi o primeiro simulador dentário baseado em háptica desenvolvido por Luciano et al exclusivamente para Periodontia. Este simulador ajuda os estudantes a desenvolver as competências necessárias para diagnosticar e tratar doenças periodontais. Um dispositivo háptico, juntamente com imagens 3D dos dentes superiores e inferiores e da gengiva, pode ser sentido através do "toque". O feedback háptico resultante reproduz a sensação clínica da mão de um operador quando utiliza instrumentos dentários. Steinberg et al, em 2007, também incorporaram a gravação e a reprodução do desempenho do formando. O simulador tinha como objetivo reduzir o tempo da aula, melhorar a curva de aprendizagem e permitir uma prática ilimitada.[93]

**B) DIAGNÓSTICO POR IMAGIOLOGIA 3-D**

Durante uma avaliação periodontal abrangente, a radiografia serve normalmente como um complemento não invasivo ao exame clínico para determinar a presença de perda óssea e a sua extensão. A perda óssea radiográfica (RBL) é utilizada em conjunto com os níveis clínicos de inserção (CAL) e a perda dentária anterior devido a periodontite, para descrever a gravidade da doença aquando da apresentação.[94] As caraterísticas de um periodonto normal, anatomicamente intacto, devem incluir uma lâmina dura intacta (tanto lateralmente como na crista alveolar); nenhuma evidência de perda óssea nas áreas de furca; e uma distância média de 2 mm (variação de 0,49-1,9 mm) da porção mais coronal da crista óssea alveolar até à junção cemento-esmalte (CEJ). A extensão (em percentagem) e a dimensão (horizontal e verticalmente) da perda óssea indicam a destruição passada que ocorreu. A lâmina dura detetável está significativamente associada a um periodonto clinicamente estável, no entanto, a ausência de uma lâmina dura intacta não pode ser utilizada como um valor preditivo de doença futura.[95] A expansão do papel do diagnóstico por imagem tem sido marcada por uma mudança de paradigma de uma abordagem bidimensional para uma abordagem tridimensional no diagnóstico por imagem, aquisição de dados e reconstrução de imagens. A deteção radiográfica dos níveis ósseos é também subjectiva, baseando-se na experiência individual do observador e no método de avaliação.[96]

A avaliação das alterações do nível ósseo ao longo do tempo requer um instrumento preciso que permita que as medições obtidas sejam semelhantes quando repetidas pelo mesmo examinador ou por examinadores diferentes. Além disso, o cálculo da percentagem de RBL pode ser demorado e trabalhoso, uma vez que os clínicos têm de identificar corretamente os pontos de referência anatómicos, incluindo a junção cemento-esmalte (CEJ) para localizar o nível fisiológico da crista óssea saudável, a base da RBL e o ápice da raiz a partir das radiografias.[97] Foram desenvolvidos modelos de inteligência artificial (IA) para automatizar a deteção dos níveis de osso periodontal e o risco de desenvolvimento de doença periodontal e perda de dentes. As imagens de tomografia computorizada de feixe cónico (CBCT) fornecem imagens inter-relacionais não só em três planos ortogonais (axial, sagital e coronal), mas também em planos personalizados. O objetivo final das imagens de CBCT é fornecer um mapeamento morfológico ou tridimensional do osso alveolar. Atualmente, ainda não existem orientações claras sobre a necessidade de obter imagens tridimensionais dos tecidos periodontais para o planeamento e seleção do tratamento.

Um campo de visão limitado da CBCT pode ser útil para o diagnóstico da doença periodontal em casos selecionados, uma vez que reduz a exposição do doente à radiação e proporciona uma maior resolução, bem como volumes mais curtos para interpretação. No entanto, a radiografia bidimensional continua a ser o método padrão utilizado para a deteção de perda óssea no diagnóstico da doença periodontal. A CNN pode atuar como uma ferramenta de diagnóstico não supervisionado em Periodontologia, no entanto, tem sido extremamente limitada, principalmente devido a restrições de hardware, mas também devido à falta de interação eficiente entre as disciplinas exclusivas da IA e da medicina dentária. O Diagnocat é um programa de computador que utiliza inteligência artificial para visualizar imagens de tomografia computorizada dentária. Investigação radiológica, relatório de implantologia, estudo endodôntico, estudo do terceiro molar e litografia estéreo são algumas das aplicações baseadas em IA para várias práticas dentárias. O front-end do Diagnocat é simplificado para facilitar o diagnóstico aos médicos que não são qualificados em programação ou aprendizagem automática, apesar de utilizar algoritmos CNN sofisticados. O procedimento de diagnóstico é o seguinte:

- As imagens de CBCT (tomografia computorizada de feixe cónico) são guardadas no formato DICOM.
- Em apenas alguns minutos, a CNN da ferramenta analisa a estrutura maxilofacial e as perturbações periodontais do paciente.
- A ferramenta mostra vistas panorâmicas e secções transversais, juntamente com informações pertinentes.
- É produzido um relatório com descrições visuais e textuais dos dentes de interesse.[98]

O Diagnocat supera as deficiências do diagnóstico clínico por razões tangíveis como um método de diagnóstico que atinge os padrões clínicos de precisão com ritmo, exatidão e conhecimentos valiosos. Consiste num enorme conjunto de dados pré-treinados que compara as caraterísticas de dados não vistos com 20.000 imagens de tomografia computorizada dentária. A ferramenta centra-se em modelos de redes neurais convolucionais 3D, ao contrário de tentativas anteriores no domínio do diagnóstico assistido por IA. Nas últimas décadas, as redes neuronais convolucionais (CNN) tornaram-se um método popular de investigação em aprendizagem profunda, apresentando um desempenho excecional em tarefas de processamento de imagens, como a identificação, a classificação e a fragmentação. As CNN podem ser utilizadas em sistemas de auxílio ao diagnóstico para ajudar os dentistas a avaliar e registar imagens dentárias de uma forma mais detalhada, sistemática e atempada. Também elimina a necessidade de testes clínicos e previne infecções, para além de ser uma solução económica.

Apesar do excelente desempenho e fiabilidade dos algoritmos CNN profundos, a investigação básica e a aplicação clínica no domínio dentário estão limitadas a uma pequena área. Os algoritmos de aprendizagem profunda estão atualmente a ser desenvolvidos e melhorados. Através da compilação contínua de conjuntos de dados de imagens de alta qualidade e, consequentemente, da utilização de algoritmos melhorados, prevê-se que o CAD se torne uma forma eficaz e eficiente de avaliar e antecipar dentes periodontalmente danificados. Com o avanço dos algoritmos 3D e dos recursos computacionais, é provável que o papel da CNN na deteção e tratamento de dentes periodontalmente comprometidos também melhore significativamente. Na calibração e no desenvolvimento de algoritmos, bem como na extração de informações úteis dos relatórios gerados pela IA, ainda existe - e talvez sempre exista - uma necessidade de avaliação e especialização humanas. Os especialistas na matéria que analisam os resultados de diagnóstico de ferramentas de IA em constante aperfeiçoamento para determinar as melhores opções de tratamento parecem ser o melhor caminho a seguir na busca incessante de um diagnóstico rápido, fiável e bem sucedido.

**C) SISTEMAS DE SONDAGEM**

As sondas periodontais são os instrumentos mais amplamente aceites para avaliar o estado gengival e a saúde periodontal dos pacientes dentários. As sondas mais utilizadas são instrumentos de mão com marcações dispostas numa variedade de gradações. As medições registadas com a sonda têm sido geralmente consideradas como representando uma estimativa razoavelmente precisa da profundidade do sulco ou da bolsa. O aumento da profundidade de sondagem e a perda clínica de inserção são patognomónicos da periodontite. Por conseguinte, a sondagem da bolsa é um procedimento crucial e obrigatório no diagnóstico da periodontite. O procedimento de sondagem periodontal é extremamente sensível à técnica. Medidas de sondagem mais precisas e reprodutíveis fornecem informações de diagnóstico mais fiáveis. O avanço nas sondas é a sonda perio ultra-sónica. É uma forma indolor de monitorizar a doença periodontal **(Quadro 4).**[99]

***CLASSIFICAÇÃO DAS SONDAS PERIODONTAIS***

B.L.PHILSTROM 1992. descreveu 3 gerações de sondas.

***1. Sondas de primeira geração, convencionais ou manuais.***

a. Sonda periodontal Willams.
b. Sonda "o" da Universidade do Michigan
c. Goldman - sonda da raposa
d. A sonda de Glickman
e. Sonda Meritt A & B
f. Sonda da Universidade da Carolina do Norte (UNC 15 probe)
g. Sondas de furca
h. Sonda com código de cores Marquis
i. Steven s. detsh probe.
j. Sonda CPITN - CPITN E e CPITN C.
k. Sonda Perio wise - Sondas amigáveis l.
L -20 sonda m. Sonda térmica

***2. Segunda geração ou sondas com aplicação de força controlada.***

- GABUTHULER & HASSELL - Primeira sonda sensível à pressão.[100]
- VAN DER VELDEN & DEVRIES - Sonda periodontal sensível à pressão.[101]
- VITEK et al - Sonda periodontal controlada por força de mola de lâmina.
- TROMPET et al - Nova sonda periodontal para aumentar a reprodutibilidade das medições da profundidade das bolsas.
- VINE VALLEY PROBE - Sonda eletrónica sensível à pressão - polson et al.
- VIVA - Sonda CARE TPS - HUNTER F

***3. Sondas de terceira geração ou sondas automatizadas.***

- JEFFCOAT et al - Sonda Foster miller
- BIREK et al - Sondas periodontais automatizadas
- Goodson JM e kondran N - Inter probe
- Sonda periodontal automatizada de Toronto - Karim N et al
- Sonda de periósteo - Florida probe8 - Gibbs et al

***4. 4ª geração*** - registo das posições sequenciais da sonda ao longo do sulco gengival.

- Watts TLP em 2000 Está a ser desenvolvido. É uma tentativa de alargar a sondagem linear de uma forma serial para ter em conta bolsas contínuas e de 5 dimensões.

***5. 5ª geração*** - Sonda periodontal ultra-sonográfica **(Figura-25).**

Hinders M, 2001 SONDA PERIODONTAL ULTRASSÓNICA - DR. mark hinder. Detecta, capta imagens e mapeia o limite superior do ligamento periodontal e a sua variação ao longo do tempo como um indicador da presença de doença periodontal.

**UTILIZAÇÕES DA SONDAGEM PERIODONTAL**

1. Medição da profundidade da bolsa
2. Quantificação do nível de ligação
3. Quantificação da placa bacteriana e da inflamação gengival.
4. Medição da recessão gengival.
5. Localização do cálculo.
6. Identificação de irregularidades dentárias.
7. Identificação das caraterísticas dos tecidos.
8. Determinação da tendência hemorrágica.

| PROVA SISTEMA | Manual sondas(1ª geração) | Sondas electrónicas |
|---|---|---|
| VANTAGENS | 1) Experiência do examinador<br>2) Sentido tátil<br>3) Baixo custo | 1) Recolha eletrónica de dados<br>2) Cegueira do examinador<br>3) Maior resolução (até 0,1 mm)<br>4) Pressão de sondagem controlada |
| DESVANTAGENS | 1) Baixa resolução (<1mm)<br>2) Ler visualmente | 1) Custo elevado<br>2) Formação dos examinadores e |

| | 3) Não examinador ofuscante<br>4) Os dados devem ser transcritos<br>5) Pressão de sondagem não controlada | calibre<br>3) Falta de sensibilidade tátil |
|---|---|---|

QUADRO-4 VANTAGENS E DESVANTAGENS DA SONDAGEM SISTEMAS

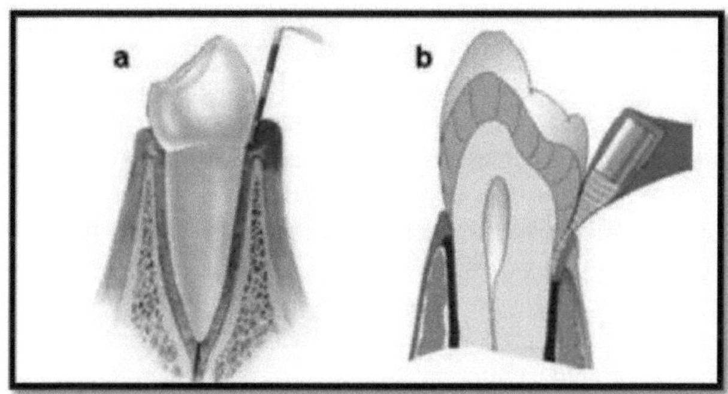


FIGURA-25 O DIAGRAMA COMPARA A) AS SONDAS PERIODONTAIS MANUAIS E B) AS SONDAS PERIODONTAIS ULTRA-SONOGRÁFICAS.

Interpretação das medições da profundidade de sondagem durante o exame inicial de um paciente com doença periodontal, o papel da sondagem no planeamento do tratamento e o seu valor na monitorização do efeito de vários modos de terapia. É agora claro que as medições registadas com uma sonda periodontal já não podem ser utilizadas como sinónimo de "profundidade de sulco" ou "profundidade de bolsa", uma vez que a sondagem raramente regista com precisão a profundidade destas entidades anatómicas. Os principais erros que levam a uma subestimação da profundidade da bolsa podem resultar de um posicionamento inadequado da sonda em relação à lesão periodontal, particularmente no que diz respeito à angulação. Zeigler & Allen[102] calcularam que a angulação de uma sonda a 25 graus em relação ao longo eixo de um dente resultava numa discrepância de apenas 0,5 mm em relação às medições efectuadas na direção do longo eixo do dente, onde as áreas de contacto não restauradas tornavam essas medições possíveis. As medições da profundidade de sondagem obtidas após a terapia inicial são susceptíveis de dar ao clínico uma estimativa mais precisa da verdadeira localização do sulco anatómico ou do fundo de bolsa do que as medições pré-operatórias.[103]

**AVANÇOS RECENTES -**

1) Sonda COLORVUE
2) Sonda GO
3) Sonda de periósteo ULTRASSONOGRÁFICA

Uma das aplicações dos ultra-sons em medicina dentária, uma sonda

periodontal, está a ser desenvolvida como um spin-off da tecnologia da NASA.[104]
A doença periodontal é causada por infecções bacterianas na placa bacteriana e, em fases avançadas, pode causar a perda de dentes quando o ligamento periodontal que mantém o dente no lugar sofre erosão. A doença periodontal está tão disseminada em todo o mundo que 1015% dos adultos apresentam estádios avançados da doença com bolsas periodontais profundas que os colocam em risco de perda de dentes. O método habitual de deteção é com uma sonda metálica fina com gradações que marcam a profundidade em milímetros. O higienista dentário insere a sonda na área entre o dente e a gengiva para estimar a profundidade do ligamento periodontal. Na melhor das hipóteses, este método tem uma precisão de +/-1 mm e depende da força que o higienista utiliza para empurrar a sonda para dentro da bolsa periodontal. Para além disso, este método é doloroso e causa frequentemente hemorragia.[105]
A sonda periodontal ultra-sonográfica utiliza ultra-sons de alta frequência para determinar a profundidade do ligamento periodontal de forma não invasiva. Um transdutor ultrassónico projecta energia ultra-sónica de alta frequência (10-15 MHz) entre o dente e a gengiva e detecta os ecos da onda de retorno **(Figura-26).** Na prática habitual da ultrassonografia, o tempo de atraso da reflexão é convertido em uma medida de distância usando a velocidade do som na água (1482 m/s). No entanto, tanto as formas de onda experimentais como as simuladas mostram que os ecos da anatomia de interesse são mais pequenos do que as reflexões e o ruído circundantes. Um trabalho anterior de Hou com a sonda periodontal ultra-sónica desenvolveu o método Dynamic Wavelet Fingerprint (DWFP) para transformar os coeficientes wavelet em imagens binárias 2D.[106] O método é geral, mas quando aplicado diretamente a dados obtidos a partir de uma sonda periodontal ultra-sónica de 4ª geração testada em 14 pacientes, os autores utilizaram técnicas de reconhecimento de imagem para resolver, na melhor das hipóteses, 60% das profundidades das bolsas com precisão dentro de uma tolerância de 1 mm. Existe o desenvolvimento de rotinas de inteligência artificial mais sofisticadas que incluem a classificação de padrões, bem como técnicas de reconhecimento de imagem para detetar a profundidade da bolsa para a sonda periodontal ultra-sónica.

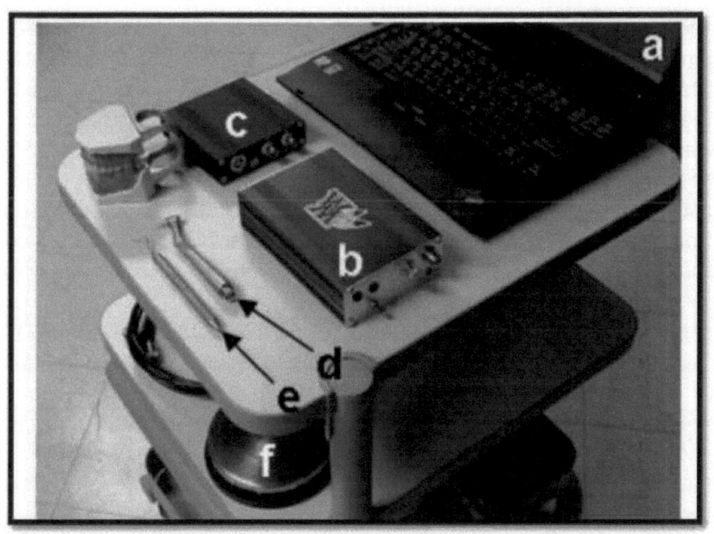


FIGURA-26 O EQUIPAMENTO EXPERIMENTAL UTILIZADO PARA EXECUTAR A SONDA PERIODONTAL É AQUI APRESENTADO, INCLUINDO A) COMPUTADOR PORTÁTIL, B) DISPOSITIVO DE INTERFACE, QUE INCLUI O CONTROLO DA PRESSÃO DA ÁGUA, C) RECEPTOR DE IMPULSOS, D) SONDA ULTRA-SÓNICA, E) SONDA MANUAL E F) PEDAL PARA LIGAR E DESLIGAR A ÁGUA. SONDA ULTRA-SONOGRÁFICA, E) SONDA MANUAL, E F) PEDAL PARA LIGAR E DESLIGAR A ÁGUA.

O corpo da sonda de 5ª geração é fabricado de forma semelhante a outras peças de mão dentárias, com o transdutor piezoelétrico de 10 MHz localizado na cabeça da sonda. O fabrico da sonda permite que a água, que é o agente de acoplamento ultrassónico, seja canalizada através da ponta de formato personalizado. O resto dos componentes utilizados para controlar a sonda, incluindo o recetor de impulsos de uso geral e o dispositivo de interface de fluxo de água construído à medida.

Para detetar a profundidade do bolso, são utilizados estes passos básicos da inteligência artificial:

1. *Extração de caraterísticas*: Adquirir impressões digitais wavelet com DWFP e encontrar as propriedades da impressão digital utilizando software de reconhecimento de imagem.
2. *Seleção de caraterísticas*: Encontrar a média e o desvio padrão de cada propriedade para todas as formas de onda e recolher valores-chave em que a propriedade média varia consoante a profundidade da bolsa.
3. *Classificação binária*: Comparar as caraterísticas selecionadas numa rotina de deixar-um-fora utilizando esquemas de classificação de padrões bem conhecidos e apenas duas profundidades de bolsa possíveis de cada vez.
4. *Redução de dimensionalidade*: Avaliar etiquetas binárias utilizando quatro métodos diferentes para reduzir cada escolha binária a uma etiqueta.

5. *Combinação de classificadores*: Combinar as etiquetas previstas a partir dos testes mais precisos para melhorar a exatidão e/ou a dispersão das etiquetas.

A sonda periodontal tem sido e continua a ser utilizada como um importante instrumento de diagnóstico pela profissão dentária. As medições registadas com a sonda têm sido geralmente consideradas como representando uma estimativa razoavelmente precisa da profundidade do sulco ou da bolsa. Após o tratamento, a utilização da sonda ajuda a determinar a conclusão dos serviços profissionais, conforme reconhecido pelo estado de saúde dos tecidos. A sonda periodontal ultra-sonográfica é uma tecnologia viável e uma forma indolor de monitorizar a doença periodontal.

## D) AVALIAÇÃO DOS RISCOS EM CASO DE GENGIVITE E PERIODONTITE

É um facto conhecido que existem muitos problemas clínicos diferentes para os quais é difícil encontrar algoritmos formais para os resolver. As redes neuronais podem ser a solução para esses problemas que não podem ser facilmente resolvidos com os métodos tradicionais. A história das redes neuronais começou em meados do século XX, quando foram concebidas redes neuronais simples com capacidades limitadas. Nessa altura, nunca chegaram a ser utilizadas nas principais aplicações, devido à fraca capacidade de generalização e à falta de especificidade, com elevadas cargas de memória. Passadas duas décadas, todo o conceito de redes neuronais mudou quando foram apresentadas as redes neuronais multicamadas com algoritmo de aprendizagem de retropropagação. A partir dessa altura, muitos investigadores estudaram a área das redes neuronais artificiais, o que deu origem a uma vasta gama de arquitecturas neuronais diferentes aplicadas a uma infinidade de problemas diferentes.

Atualmente, as redes neuronais são utilizadas como principais soluções para vários problemas, como agrupamento e classificação, reconhecimento de padrões, aproximação, previsão, agrupamento e simulação de memória. Inicialmente, as redes neuronais podem parecer complexas e intensivas em termos informáticos, mas na realidade podem integrar-se bem num ambiente clínico. Os sistemas periciais de redes neuronais podem ser treinados apenas com dados clínicos e, como tal, podem ser utilizados quando a tomada de decisões "baseada em regras" nem sempre é possível, como é o caso em muitas situações clínicas. As redes neuronais podem, portanto, tornar-se importantes ferramentas de tomada de decisões em medicina dentária e ter aplicações tanto na melhoria das estratégias clínicas como na maximização do custo-benefício dos sistemas de cuidados de saúde.[107]

A facilidade de utilização, a credibilidade e a previsibilidade dos sistemas automatizados têm vindo a aumentar de forma constante ao longo da última década e gostaríamos de apresentar a lógica de um sistema deste tipo com Inteligência Artificial. Embora se aceite que a causa primária da periodontite é uma infeção bacteriana de longa duração, há uma série de factores de risco que podem aumentar a probabilidade de recorrência da doença periodontal durante os cuidados periodontais de apoio.[108] Nestes casos, o risco pode ser causado por outros factores que não as más medidas de higiene oral propriamente ditas. Estudos transversais e longitudinais mostram resultados contraditórios no que diz respeito à idade como fator de risco para a doença periodontal. O efeito do tabaco nos tecidos periodontais tem sido discutido há décadas e só recentemente foi possível demonstrar que os fumadores têm definitivamente mais problemas periodontais do que os não fumadores. Outro fator de risco importante para a periodontite está relacionado com as formas de diabetes mellitus dependentes e não dependentes de insulina. Os diabéticos de longa duração mal controlados têm mais periodontite e perda de dentes do que os bem controlados ou os não diabéticos, e também a questão da adesão merece atenção. De acordo com Page et al[109] , a investigação sobre a patobiologia das doenças periodontais aumentou o nosso conhecimento sobre estas doenças e propõe uma transição do modelo de reparação para o modelo de bem-estar dos cuidados periodontais.

A aplicação bem sucedida do modelo de bem-estar depende de uma avaliação exacta e válida do risco de doença, bem como da instituição da redução do risco como parte integrante da prevenção e do tratamento. Uma ferramenta de avaliação de risco baseada em computador, que é agora popularmente conhecida como Periodontal Risk Calculator (PRC), foi assim desenvolvida por eles para contrariar estas deficiências na integração do "Modelo de Bem-Estar" na prática clínica. Page et al concluíram que a utilização da ferramenta de avaliação do risco ao longo do tempo pode resultar numa tomada de decisões clínicas periodontais mais uniforme e precisa, numa melhoria da saúde oral, na redução da necessidade de terapia complexa, na redução dos custos dos cuidados de saúde e na aceleração da transição de um modelo de reparação para um modelo de cuidados de bem-estar. As redes de retropropagação corretamente treinadas tendem a dar respostas razoáveis quando lhes são apresentadas entradas que nunca viram. Normalmente, uma nova entrada conduz a uma saída semelhante à saída correta para vectores de entrada utilizados no treino que são semelhantes à nova entrada que está a ser apresentada.

Esta propriedade de generalização permite treinar uma rede num conjunto representativo de pares de entrada/alvo e obter bons resultados sem treinar a rede em todos os pares de entrada/saída possíveis. Alimentação direta

***APLICAÇÃO DA INTELIGÊNCIA ARTIFICIAL NA PERIODONTIA*** As redes têm frequentemente uma ou mais camadas ocultas de neurónios sigmóides seguidas de uma camada de saída de neurónios lineares. As várias camadas de neurónios com funções de transferência não lineares permitem que a rede aprenda relações não lineares e lineares entre os vectores de entrada e de saída. A camada de saída linear permite que a rede produza valores fora do intervalo -1 a +1. O algoritmo básico de retropropagação ajusta os pesos na direção da descida mais acentuada (negativo do gradiente). A direção na qual a função de desempenho está diminuindo mais rapidamente. Embora a função diminua mais rapidamente ao longo do negativo do gradiente, isso não produz necessariamente a convergência mais rápida. O algoritmo **de Levenberg-Marquardt** foi concebido para se aproximar da velocidade de formação de segunda ordem sem ter de calcular a matriz Hessiana; enquanto que nos algoritmos de gradiente conjugado, é efectuada uma pesquisa ao longo das direcções conjugadas, o que produz geralmente uma convergência mais rápida

do que as direcções de descida mais acentuada.
O algoritmo de gradiente conjugado escalonado desenvolvido por Moller[110] combina a abordagem da região de confiança do modelo utilizada no algoritmo de Levenberg-Marquardt com a abordagem do gradiente conjugado e demonstrou ser mais rápido e convergir melhor com uma carga de memória reduzida. No presente estudo, são comparados dois algoritmos populares de erro de retropropagação de redes neuronais artificiais, nomeadamente o algoritmo de Levenberg Marquardt e o algoritmo de gradiente conjugado escalonado, para avaliar a exatidão da previsão do risco de periodontite. As Redes Neuronais Artificiais são dispositivos computacionais de regressão não linear que têm sido utilizados há mais de 45 anos na classificação e previsão de sobrevivência em vários sistemas biomédicos, incluindo o cancro do cólon. As redes neurais artificiais feed forward com erro de retropropagação são atualmente muito utilizadas no domínio médico. A precisão computacional é um fator importante que não deve ser comprometido na conceção, utilização e implementação de sistemas de inteligência artificial que utilizam dispositivos de aprendizagem automática, como as RNA, a fim de aumentar a confiança na qualidade e fiabilidade dos resultados finais.[111]
Os algoritmos de redes neuronais na avaliação do risco de periodontite podem ser considerados como uma alternativa aos métodos clínicos normais utilizados para prever problemas tão complexos, que carecem de validade e padronização entre examinadores.

**E) DETECÇÃO DE BIOFILME DENTÁRIO**

O biofilme oral, tipicamente conhecido como placa dentária, é um fator importante na avaliação, estabelecimento e manutenção da saúde oral. A periodontite é uma condição inflamatória que começa com a placa dentária rica em bactérias. A inflamação periodontal pode ser travada nas primeiras semanas se a higiene oral for corretamente gerida. A deteção da placa dentária é um procedimento importante e muitas vezes estratégico na gestão da higiene oral. Uma deteção adequada da placa bacteriana é útil para melhorar a eficácia da desinfeção da boca e pode reduzir drasticamente o aparecimento de doenças periodontais. A revelação da placa bacteriana é muitas vezes um desafio; pode ser efectuada através da observação clínica da superfície do dente - por exemplo, procurando alterações de cor - ou através da análise da variação da fluorescência do dente natural sob luz azul. No mercado existem vários tipos de detectores de placa bacteriana com diferentes abordagens a esta questão clínica. Atualmente, os profissionais utilizam sobretudo a fluoresceína para detetar a placa bacteriana. Esta substância fluorescente tem a particularidade de ser incolor à luz normal; no entanto, sob luz específica, a fluoresceína reage, destacando a área que está fortemente ligada à placa bacteriana. Foram realizados vários estudos sobre a fiabilidade da fluoresceína como técnica de deteção da placa bacteriana e da cárie dentária. Em particular, a fluorescência vermelha da placa dentária originada pelas porfirinas das bactérias orais pode permitir a visualização, deteção e pontuação da placa sem agentes reveladores. De acordo com alguns estudos recentes, a deteção da placa dentária também pode ser corretamente realizada com métodos alternativos.

A fluorescência clássica é atualmente utilizada e está bem documentada.[112] Uma equipa de investigadores italianos validou a eficácia do teste de cadeira da metaloproteinase-8 da matriz (MMP-8); a presença de MMP-8 na cavidade oral está correlacionada com a progressão e a gravidade dos parâmetros clínicos relacionados com a periodontite, ou seja, um aumento da hemorragia gengival, perda de fixação gengival e aumento da profundidade das bolsas periodontais.[113] Os actuais métodos clínicos de exame têm uma capacidade limitada para detetar, mapear e caraterizar os biofilmes orais. Por conseguinte, são necessárias técnicas de imagiologia adjuvantes para a avaliação in vivo minimamente invasiva e a quantificação dos biofilmes orais com uma resolução mais elevada para o mapeamento clínico e a caraterização dos biofilmes. Os vários elementos necessários para a imagiologia in vivo ideal de biofilmes orais são

- Aplicação direta na cavidade oral
- Não há necessidade de preparação física ou química do biofilme
- Nenhum ou mínimo efeito sobre as células, bactérias e tecidos
- Disponibilidade de imagens padronizadas para quantificação e comparação

***DIFERENTES MODALIDADES DE IMAGEM SÃO***

**1) Microscopia confocal de varrimento a laser**

A utilização da microscopia confocal de varrimento a laser (CLSM) para a obtenção de imagens de alta resolução de biofilmes é predominante. A imagiologia in vivo com CLSM tornou-se possível nos últimos anos. A CLSM baseia-se na utilização de um microscópio ótico convencional juntamente com um feixe laser que é focado na amostra. É útil para a identificação de proteínas específicas após terem sido marcadas com marcadores ou anticorpos. A CLSM oferece várias vantagens, mas também tem vários inconvenientes.

As técnicas de coloração adjuvantes, como a hibridação in situ por fluorescência (FISH), podem ser implementadas juntamente com a CLSM para aumentar a sua eficácia. Algumas destas técnicas de coloração podem também ser efectuadas in vivo. As técnicas de FISH têm sido utilizadas em combinação com a CLSM para obter imagens de biofilmes heterogéneos naturais presentes em aparelhos ortodônticos fixos.

A aplicação da CLSM é predominante em vários domínios médicos para a análise de biofilmes. Para ultrapassar as desvantagens da CLSM, foram tentadas várias abordagens alternativas, como a microscopia confocal de varrimento a laser com disco giratório. Apesar destas tentativas, a utilização da CLSM para a obtenção de imagens intra-orais de um biofilme oral natural não foi bem sucedida sem coloração adicional para aumentar o contraste **(Figura-27).**

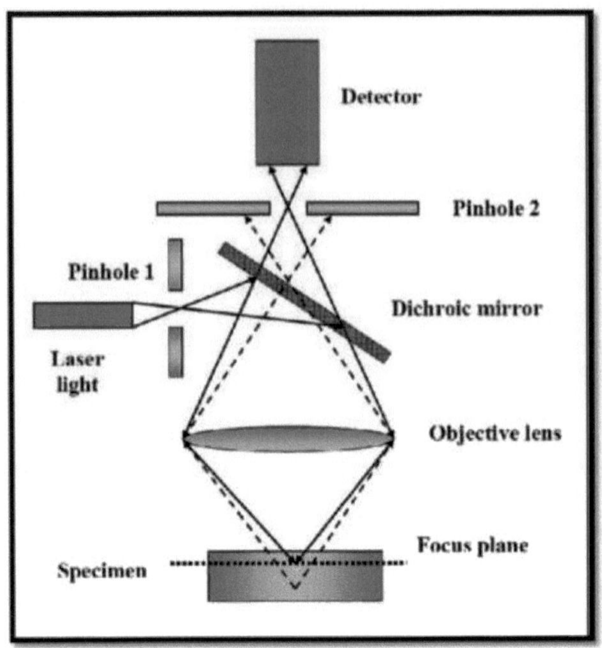


Figura-27 DIAGRAMA ESQUEMÁTICO DO CAMINHO ÓPTICO EM UM SISTEMA CLSM

**2) Microscopia de dois fotões e multifotões**

A microscopia multifotónica (MPM) foi introduzida pela primeira vez por Winfried Denk e James Strickler em 1990 para ultrapassar alguns dos principais problemas da CLSM convencional. Trata-se de uma técnica de imagiologia de fluorescência que utiliza luz de excitação no infravermelho próximo para gerar fluorescência em materiais selectivos ou componentes de tecidos. A microscopia de fluorescência multifotónica também pode excitar corantes fluorescentes em modelos de tecidos e explantes de tecidos. A MPM pode demonstrar eficazmente a microestrutura do cálculo e dos biofilmes orais. Também tem a capacidade de caraterizar e monitorizar os biofilmes orais no seu ambiente natural **(Figura-28).** A principal vantagem da MPM é a sua maior profundidade de imagem (>100 pm). A fotodanificação e a fototoxicidade acima de um determinado limiar são um dos principais inconvenientes da MPM.

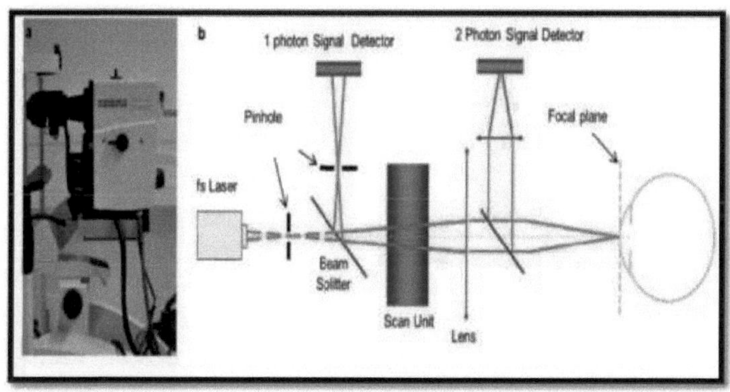


Figura-28 (A) MICROSCOPIA DE DOIS FÓTONS DA HEIDELBERG ENGINEERING e (B) DIAGRAMA ESQUEMÁTICO DO CONJUNTO ÓPTICO DA MICROSCOPIA DE DOIS FÓTONS BASEADA NA HRT.

**3) Microscopia de força atómica (AFM), também designada por microscopia de sonda de varrimento**

Foi descrita em 1986 por Binnig et al. A AFM pode revelar informações microestruturais e foi utilizada para mostrar que a película dentária é um sólido rígido e viscoelástico com uma morfologia ondulada densa. Pode analisar as propriedades electrónicas da superfície de uma amostra a um nível de resolução atómica. O nível ultra-elevado de resolução atómica é uma das principais vantagens da AFM. A tecnologia de AFM pode ajudar a interpretar a morfologia à escala nanométrica das bactérias nos biofilmes orais.

Além disso, a deteção e caraterização da película salivar é facilitada pela AFM em associação com outras técnicas de nano-indentação. A AFM tem a capacidade de obter imagens de estruturas macromoleculares não coradas em células vivas e fixas. Só pode ser utilizada para obter imagens das
 superfícies das membranas celulares em amostras biológicas de teste, uma vez que as imagens do AFM são recolhidas através da medição das forças numa ponta afiada que são desenvolvidas pela sua proximidade à superfície da amostra. Esta imagem da superfície é a principal limitação do AFM **(Figura-29).**

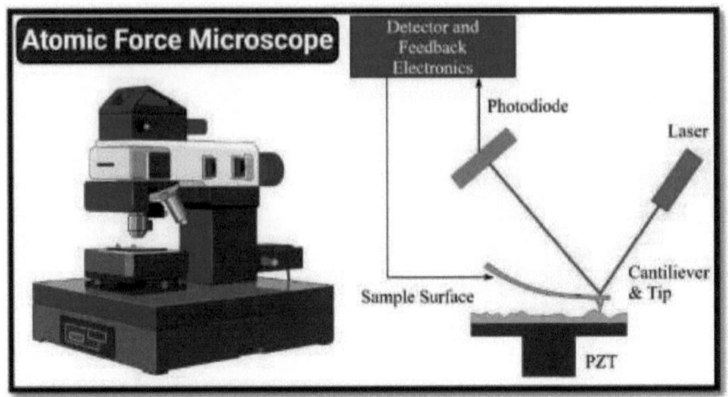


FIGURA-29 MICROSCÓPIO DE FORÇA ATÓMICA

**4) Microscopia de fluorescência de folha de luz**

A microscopia de fluorescência de folha de luz (LSFM) é também conhecida como microscopia de iluminação plana selectiva ou ultra-microscopia. Trata-se de uma abordagem de imagem de microscópio de luz fluorescente que foi introduzida pela primeira vez por Richard Adolf Zsigmondy e Henry Siedentopf em 1903. A LSFM é diferente da CLSM porque não necessita de um orifício espacial para eliminar a luz desfocada. A LSFM funciona como uma combinação de um micrótomo não destrutivo e de um microscópio que utiliza um plano de luz para o corte ótico e a visualização de amostras com resolução subcelular. Este corte ótico e a imagem de alta resolução são vantagens específicas da LSFM.

Pode ser utilizada para obter imagens no interior de estruturas transparentes, como organismos inteiros ou biofilmes. Em comparação com a microscopia confocal, multifotónica ou de fluorescência de campo amplo, a fototoxicidade e o branqueamento das amostras são minimizados, uma vez que as amostras são sujeitas apenas a um plano fino de luz. A LSFM também pode ser utilizada para a obtenção de imagens tridimensionais.

Tem a capacidade de obter imagens de espécimes até uma espessura de 1 cm. Normalmente, uma amostra de LSFM é preparada através da incorporação da amostra num cilindro de agarose. Por conseguinte, a aplicação in vivo da LSFM para a imagiologia de biofilmes orais e da cavidade oral em geral não existe devido a esta exigência de montagem das amostras antes da imagiologia. A principal limitação da maioria das modalidades de imagiologia acima mencionadas é a falta de aplicação direta na cavidade oral **(Figura 30).**

A natureza de um biofilme oral é complexa e dinâmica no seu ambiente natural. As suas propriedades começam imediatamente a mudar quando é removido da cavidade oral. Não se observa uma distribuição uniforme das bactérias dentro do biofilme oral. As microcolónias bacterianas estão presentes em vários tamanhos e formas. Por conseguinte, métodos como a cromatografia líquida e a espetrometria de massa têm sido utilizados para analisar o proteoma das proteínas da película salivar para mapear a presença e as propriedades das bactérias. A utilização destes métodos adjuvantes facilita a identificação de vários organismos, tais como Streptococcus mutans, Streptococcus oralis, Actinomyces naeslundii, Veillonella dispar, Fusobacterium nucleatum e Candida albicans na película salivar.

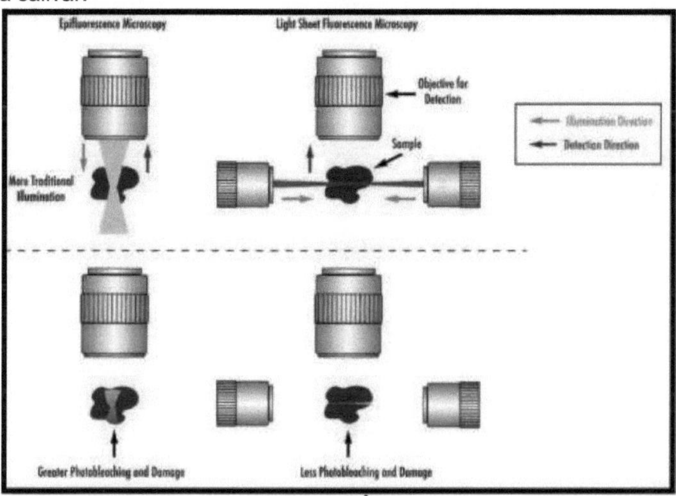


Figura-30 MICROSCOPIA DE FLUORESCÊNCIA DE FOLHA DE LUZ (LSFM)

**5) Tomografia de coerência ótica**

A tomografia de coerência ótica (OCT) facilita a obtenção de imagens de anomalias próximas da superfície de tecidos complexos de uma forma minimamente invasiva. Trata-se de um método de imagiologia ótica de alta resolução que segue princípios semelhantes aos da imagiologia ultra-sónica. Na OCT, são utilizadas ondas de luz infravermelha que reflectem a microestrutura interna dos tecidos biológicos. Isto resulta na construção de imagens de secções transversais de tecidos em tempo real e com uma resolução quase histológica. A OCT facilita a obtenção de imagens in vivo não invasivas das caraterísticas macroscópicas da superfície e subsuperfície dos tecidos. Podem ser criadas imagens tridimensionais através da combinação de imagens bidimensionais **(Figura-31).** O seccionamento e a manipulação destas imagens são possíveis de várias formas. São utilizadas sondas portáteis para obter imagens de OCT in vivo, o que as torna úteis em contextos clínicos. A OCT ultrapassa várias desvantagens das ferramentas convencionais de imagiologia da placa e é mais adequada para a imagiologia in vivo de biofilmes orais. Também pode ser utilizada para obter imagens eficazes da película salivar e tem a capacidade de caraterizar e monitorizar biofilmes orais no seu ambiente natural.

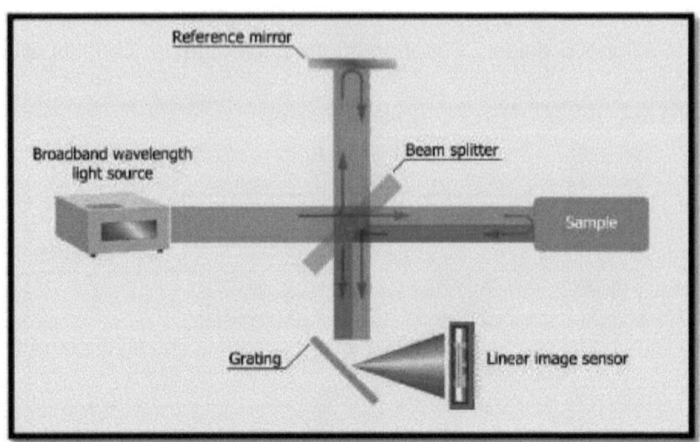


FIGURA-31 TOMOGRAFIA DE COERÊNCIA ÓPTICA

**6) Microscopia de coerência ótica**

A utilização da microscopia de coerência ótica (OCM) é benéfica para a obtenção de imagens OCT in vivo de maior resolução. A microscopia multifotónica in vivo pode ser combinada com a MCO ou a TCO para desenvolver a fluorescência com vários comprimentos de onda de luz e obter imagens de alta resolução de componentes específicos dos tecidos. É possível obter imagens não invasivas de processos fisiológicos, patológicos e preventivos com a combinação de OCT e OCM **(Figura-32).**

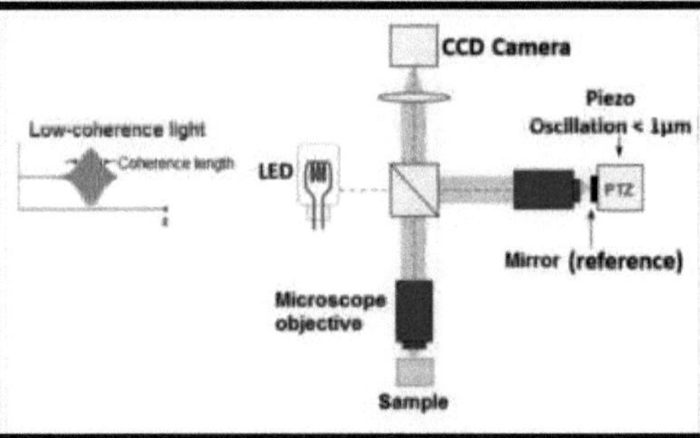


FIGURA-32 VISTA ESQUEMÁTICA DE UM OCT DE CAMPO INTEIRO

***A TÉCNICA D-BIOTECH***

D-BioTECH é o acrónimo de Dental biofilm Detection Technique (técnica de deteção de biofilme dentário): baseia-se numa abordagem adaptada aos pacientes, que garante que o operador interage ativamente com o paciente e com as suas necessidades específicas, especialmente durante a terapia domiciliária. Esta abordagem é suscetível de prevenir os processos irreversíveis que conduzem à periodontite crónica [8]. Uma higiene oral adequada, combinada com intervenções terapêuticas atempadas, evita a progressão da periodontite e pode restaurar a saúde dos dentes. A manutenção de uma boa higiene é a fase mais exigente da terapia periodontal não cirúrgica, tanto para o paciente como para o operador.

O risco para a saúde dos tecidos periodontais e dentários é dado pelo controlo ineficaz do biofilme bacteriano, que muitas vezes resulta em dificuldades devido à presença de recessões gengivais, para além da hipersensibilidade dentinária. O desconforto em resposta a estímulos tácteis, químicos e físicos dificulta o controlo adequado da placa bacteriana domiciliária. Por isso, é conveniente, durante o procedimento terapêutico, alertar o paciente para as tecnologias mais eficazes para o controlo do biofilme bacteriano. O "Método de Escovagem à Medida", tal como previamente relatado por Nardi et al.[114] explica como uma abordagem terapêutica personalizada e previsível ajuda a restaurar a saúde periodontal do paciente. Neste estudo, realizado em 2016, todos os pacientes mantiveram um nível bastante satisfatório de higiene oral em casa. O D-BioTECH, é um Método de Escovagem Personalizado que garante uma abordagem correta em pacientes com doenças periodontais. Nesta técnica, o operador observa a variação dos sinais clínicos através de detectores de placa e outros suportes, partilhando com o paciente a topografia do biofilme bacteriano, e discutindo as melhores formas de o remover com metodologias adequadas. O D-BioTECH é aplicável na terapia periodontal não cirúrgica: o objetivo deste tratamento é reduzir as infecções locais através da descontaminação da superfície do implante e da manutenção de um bom controlo da placa bacteriana. No entanto, a descontaminação das superfícies dos implantes não é particularmente fácil de conseguir. Na literatura científica, foram propostas muitas abordagens diferentes para enfrentar as patologias dentárias e as doenças gengivais relacionadas. O método D-BioTECH é inovador porque envolve aspectos relacionados tanto com o paciente como com a equipa dentária.

Além disso, o conceito D-BioTECH baseia-se na medicina dentária minimamente invasiva, tratando o problema periodontal em questão através do polimento a ar é a escolha ideal como alternativa à utilização de curetas, scalers ou pastas de polimento. O protocolo D-BioTECH também envolve um detetor de placa fluorométrico para verificar claramente as superfícies dentárias que os pacientes não conseguem alcançar para uma remoção óptima da placa.

**F) ESTIMATIVA DA PERDA ÓSSEA ALVEOLAR**

Devido às suas caraterísticas hereditárias, a radiologia sempre foi uma ciência que transfere os desenvolvimentos da física e da matemática para a imagiologia médica e tem a capacidade de se renovar, desde a descoberta dos raios X.[115] Tendo em conta os efeitos biológicos nocivos, a criação de imagens com uma exposição mínima aos raios X, a utilização da radiofrequência e dos ultra-sons para examinar os tecidos moles e o desenvolvimento de sistemas de imagem digital são etapas essenciais da radiologia.[116] As técnicas radiológicas têm sido amplamente utilizadas na prática clínica da medicina dentária desde 1896, os dentes e o osso alveolar podem ser claramente visualizados radiograficamente devido aos componentes inorgânicos das suas estruturas as doenças periodontais são caracterizadas por alterações patológicas que ocorrem no periodonto, que rodeia o dente, compreendendo o tecido gengival, o osso alveolar, o cemento e os ligamentos periodontais.

A periodontite é uma doença inflamatória crónica, multifatorial, associada à acumulação de placa bacteriana e caracterizada pela destruição progressiva dos tecidos que suportam os dentes, incluindo o ligamento periodontal e o osso alveolar.[117] Se não for tratada adequadamente, pode causar reabsorção óssea irreversível, mobilidade dentária e perda de dentes. Ao mesmo tempo, as doenças periodontais têm o potencial de predispor os indivíduos a várias doenças sistémicas, tais como doenças cardiovasculares, cancro oral e colorrectal, doenças gastrointestinais, infecções do trato respiratório e pneumonia, resultados adversos na gravidez, diabetes e resistência à insulina e doença de Alzheimer.[118]

Embora o diagnóstico precoce seja essencial na gestão da doença periodontal, a determinação do nível da doença periodontal também afecta os protocolos de tratamento a aplicar. A perda óssea alveolar é um dos principais parâmetros utilizados para determinar o estágio, a complexidade, a prevalência e a distribuição da doença periodontal, de acordo com a nova classificação das doenças periodontais e peri-implantares publicada em 2017.[119] O desenvolvimento de sistemas automatizados para a classificação da doença periodontal de acordo com caraterísticas clínicas e radiológicas tem sido investigado desde 1987. No entanto, a perda óssea alveolar, que é muito importante na deteção de doenças periodontais, é uma abordagem muito actualizada. Apesar dos avanços nas modalidades de tratamento, são necessários novos métodos para detetar a perda óssea alveolar com mais pormenor e para avaliar a perda óssea em dentes problemáticos. As radiografias panorâmicas, periapicais e da asa da mordida são amplamente utilizadas para diagnosticar dentes com problemas periodontais e prever patologias.[120] A radiografia panorâmica é uma técnica de imagiologia que permite visualizar todos os dentes e maxilares com os tecidos circundantes. A avaliação global dos dentes e da perda óssea associada pode ser definida de forma abrangente pela radiografia panorâmica.

No entanto, esta técnica tem algumas desvantagens que os profissionais têm de ultrapassar para estabelecer um diagnóstico correto. A imagem bidimensional de maxilares tridimensionais e curvos nem sempre pode ser visualizada no ecrã em condições ideais. Embora isto resulte numa avaliação incompleta dos pacientes, esta técnica permite uma avaliação exaustiva do nível do osso alveolar com uma menor dose de radiação em comparação com as modalidades 3D. A inteligência artificial (IA) representa a capacidade de aprendizagem e de resolução de problemas das máquinas que imitam as funções cognitivas dos seres humanos.[121] O desenvolvimento mais importante da inteligência artificial é a aprendizagem automática. Esta baseia-se na criação de algoritmos que podem aprender com os dados e fazer previsões com base nesses dados. O primeiro passo da aprendizagem automática é preparar um conjunto de dados de treino com dados suficientes e rotulá-los adequadamente, o que é o passo mais crucial. Os dados marcados são guardados no formato adequado e pré-processados para garantir as etapas de formação corretas. A formação é efectuada utilizando arquitecturas de redes neuronais convolucionais (CNN) 2D e 3D, através de várias etapas de formação. Numa linguagem mais simples, são introduzidas grandes quantidades de dados, desenhando os limites das estruturas a ensinar ao sistema, e é assegurado que o sistema aprende automaticamente estes dados e os converte em resultados através de redes neurais artificiais com várias camadas.[122] O algoritmo Deep CNN pode diagnosticar dentes periodontalmente comprometidos com uma precisão próxima da de um periodontologista, e foi referido que as CNN baseadas na aprendizagem profunda podem ser úteis a este respeito **(Figura-33)**. Um estudo semelhante que utilizou imagens de radiografia panorâmica recortadas e uma CNN treinada concluiu que a CNN teve um desempenho semelhante ao dos dentistas no diagnóstico da perda óssea periodontal nas regiões dos incisivos, pré-molares e molares, sugerindo que a aprendizagem automática pode melhorar o diagnóstico. No futuro, será possível desenvolver métodos de diagnóstico mais pormenorizados com inteligência artificial que não sejam orientados para o médico.

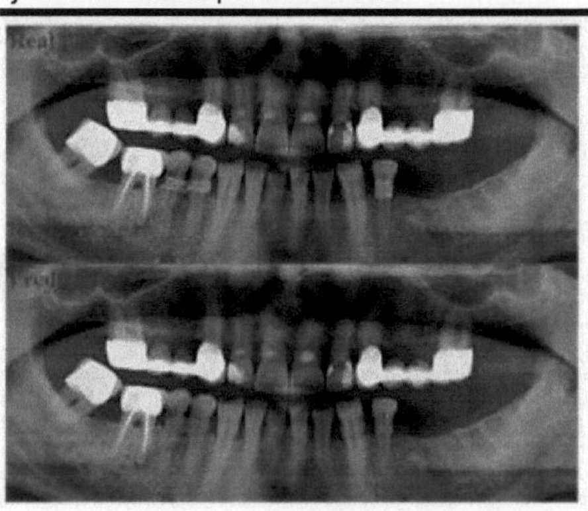

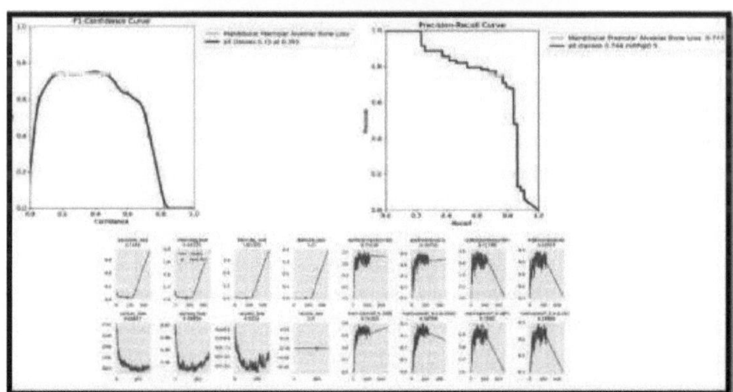

FIGURA-33 PREVISÃO DA PERDA ÓSSEA ALVEOLAR DA REGIÃO DOS PRÉ-MOLARES DA MANDÍBULA COM AI EM IMAGENS PANORÂMICAS.

O DL é uma forma de aprendizagem automática em que os computadores são treinados para extrair automaticamente atributos de imagem. A IA treinada em DL utiliza redes neurais convolucionais (CNN) para rotular conjuntos de dados de imagens dentárias e demonstrou ser adequada para utilização em aplicações médicas e dentárias **(Figura-36).**[123] As CNN são a espinha dorsal dos modelos de aprendizagem profunda que utilizam a visão computacional no trabalho de formação, embora a implementação efectiva envolva uma variedade de métodos e sistemas-quadro. Por exemplo, a ResNet, a Inception e a Plain CNN têm sido utilizadas para classificação, enquanto as estruturas YOLO e Detectron 2 têm sido utilizadas para tarefas de deteção e segmentação que aumentam a precisão através da previsão da caixa delimitadora de um objeto. Estudos recentes investigaram a aplicação da DL numa grande variedade de condições médicas e situações clínicas, como a deteção e localização de dentes e a identificação de cancro oral.[123] Resumidamente, a precisão e a amplitude de utilização fazem da IA uma ferramenta promissora para otimizar as abordagens de tratamento que conduzem a futuras tendências de cuidados de saúde dentária.

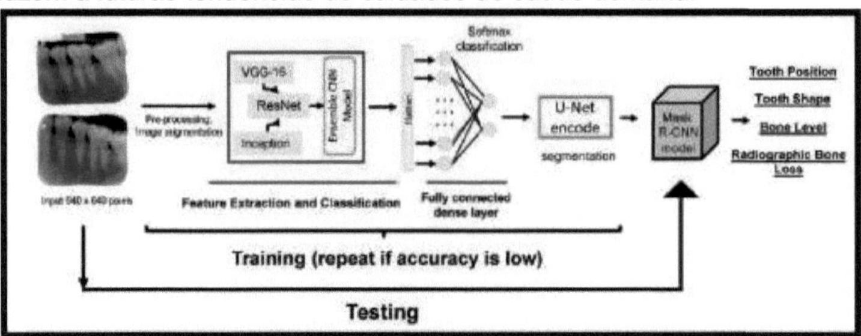


FIGURA-36 ARQUITECTURA GERAL DE UM MODELO CNN.

***APLICAÇÃO DA INTELIGÊNCIA ARTIFICIAL EM PERIODONTIA G)***

**SISTEMAS COMPUTORIZADOS DE ADMINISTRAÇÃO DE ANESTESIA LOCAL**

A capacidade de administrar uma anestesia local segura, adequada, com o mínimo de desconforto e eficaz é a competência mais importante exigida a todos os médicos dentistas e esta tem sido também uma preocupação significativa dos médicos dentistas. A proficiência dos conteúdos utilizados na anestesia local, a neuroanatomia envolvida e as melhores técnicas e dispositivos disponíveis são a preocupação mais importante na administração de uma anestesia local. No mundo atual, os profissionais podem gerir eficazmente a dor associada aos procedimentos dentários através da utilização de vários meios, como a seleção do sistema de administração de anestésico e dos equipamentos. Ao longo dos anos, foram feitas muitas tentativas inúteis para criar um método clinicamente adequado de injeção de anestésico local com controlo da dor, e só recentemente foram acrescentadas muitas inovações ao método tradicional de injeção inventado por Cook há cem anos. Estas incluem sistemas de administração de anestésico local controlados por computador, injectores a jato, sistemas intra-ósseos, dispositivos vibro-tácteis, seringas dentárias de segurança e denti-patch.

***SISTEMA DE ADMINISTRAÇÃO DE ANESTÉSICO LOCAL CONTROLADO POR COMPUTADOR***

É essencial administrar a solução anestésica local a um ritmo constante e a uma velocidade mais lenta para evitar causar desconforto ao doente. O controlo preciso do débito não é exatamente conseguido com as seringas convencionais e é necessária uma pressão adequada para injetar em tecidos densos como o palato, o que é difícil com as seringas convencionais. Em resultado de uma investigação realizada em 1997, surgiu um novo sistema de administração que utiliza tecnologia informática para controlar a taxa e o fluxo das soluções anestésicas, designado por sistema de administração de anestésicos locais controlado por computador. Os pontos de conceção dos dispositivos CCLAD incluem o facto de o cartucho de anestésico fazer parte da unidade principal, a velocidade e o modo de injeção do fármaco, a possibilidade de aspiração, o peso e a facilidade de gestão de infecções **(Figura 35).** A Milestone Scientific (Piscataway, NJ, EUA) introduziu pela primeira vez a Wand® em 1997. Desde então, várias empresas desenvolveram também os dispositivos de anestesia local controlados por computador e com velocidade controlada utilizados atualmente, incluindo o Quicksleeper® e a Comfort Control Syringe (CCS®) utilizados no estrangeiro e os dispositivos Comfortin®, Deninjection®, iCT injection®, No Pain III®, Meg-inject® e Smartject® utilizados na Coreia do Sul. Uma vez que estes dispositivos têm caraterísticas diferentes, como o design, a velocidade de injeção, a forma, o peso e a possibilidade de aspiração, é importante escolher o produto adequado com base na preferência do operador.[124]

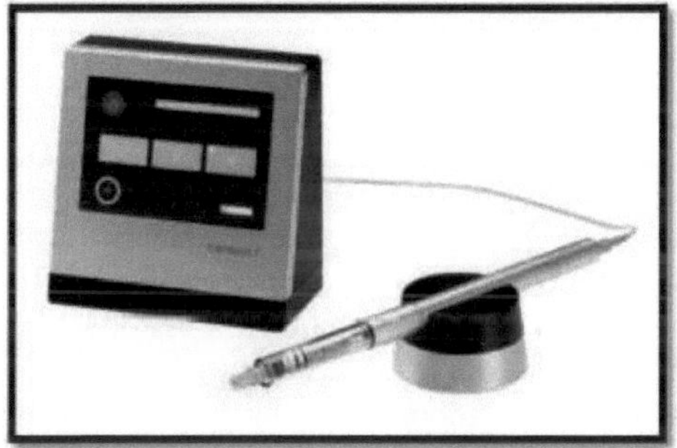

FIGURA-35 SISTEMA CCLAD

### ***SISTEMA DE VARINHA/COMPUDENTE***

Este sistema permitiu ao operador manipular com precisão a colocação da agulha com a ponta dos dedos e administrar a AL com um controlo ativado pelo pé. A peça de mão leve é mantida numa pega tipo caneta que proporciona ao utilizador uma maior sensação tátil e controlo em comparação com uma seringa tradicional. Os caudais disponíveis de administração de AL permanecem consistentes de uma injeção para a seguinte, uma vez que são controlados por um computador. O maior controlo sobre a seringa e os caudais fixos do medicamento de AL são responsáveis por uma experiência de injeção significativamente melhorada, como demonstrado em muitos estudos clínicos realizados com dispositivos CCLAD em medicina dentária **(Figura-36).**[125]

Um número crescente de ensaios clínicos em medicina também demonstra benefícios mensuráveis da tecnologia CCLAD. Entre os quais se incluem os ensaios clínicos realizados por **Nicholson et al.** realizaram um estudo clínico aleatório em que dois operadores administraram quatro tipos diferentes de injecções dentárias, comparando o CCLAD com uma seringa padrão.[126] Verificou-se que as classificações médias de desconforto da injeção eram consistentemente mais baixas com o CCLAD quando comparado com a seringa manual. Dois terços dos doentes pretendiam que as futuras injecções dentárias fossem realizadas com um sistema CCLAD. No geral, a perceção da dor foi reduzida duas a três vezes quando comparada com a seringa manual padrão. Fukayama et al. efectuaram um estudo clínico controlado que avaliou a perceção da dor de um dispositivo CCLAD. Dezassete dos 20 indivíduos relataram uma classificação de dor ligeira ou nula numa escala visual analógica (EVA) para injecções palatinas administradas com o CCLAD. Concluíram que "o novo sistema proporciona uma anestesia confortável aos pacientes e pode ser uma boa alternativa à injeção manual convencional com seringa.[127]

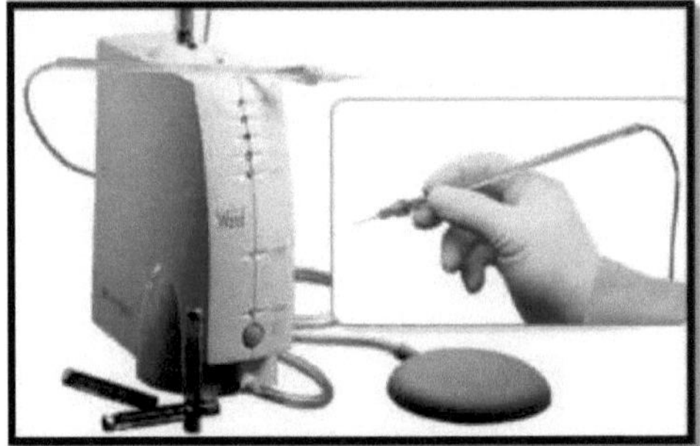

FIGURA-36 SISTEMA DE VARINHA/COMPUDENTE

***SERINGA DE CONTROLO DE CONFORTO***

A seringa Comfort Control difere dos produtos Milestone pelo facto de não ter pedal. Tem dois componentes principais: Uma unidade de base e uma seringa. Várias funções da unidade - sobretudo a injeção e a aspiração - podem ser controladas diretamente a partir da seringa, tornando possivelmente a sua utilização mais fácil de dominar para os profissionais habituados à seringa tradicional.

***APLICAÇÃO DA INTELIGÊNCIA ARTIFICIAL NA PERIODONTIA*** seringa manual. A seringa Comfort Control dispõe de cinco velocidades pré-programadas para diferentes técnicas de injeção e pode ser utilizada para todas as técnicas de injeção. Estas são reguladas em conformidade em aplicações específicas, bloqueio, infiltração, PDL, IO e regiões palatinas.[128] A unidade utiliza duas fases de taxas de administração para cada injeção. Inicialmente, a unidade exprime a solução de AL a uma velocidade extremamente baixa e, após 10 segundos, a velocidade aumenta lentamente até ao valor pré-programado para a técnica de injeção selecionada. A sua principal desvantagem é o facto de a seringa ser volumosa e incómoda de utilizar, quando comparada com a peça de mão da varinha. Estão disponíveis vários sistemas CCLAD, incluindo o sistema Wand/CompuDentTM, QuickSleeperTM, SleeperOne, Ora Star e AnaejectTM. A velocidade de injeção, que começa lentamente e acelera a velocidade de injeção para minimizar a dor, é controlada tanto pela seringa de controlo de conforto **(Figura-37)** como pela Anaeject.

Cinco velocidades pré-programadas para diferentes técnicas de injeção estão programadas na seringa de controlo de conforto e podem ser utilizadas para todas as técnicas de injeção. Três velocidades pré-programadas estão presentes na Anaeject. O CCLAD permite que as anestesias locais sejam administradas confortavelmente ao doente em praticamente todas as áreas da cavidade oral. Isto é da maior importância no palato, onde o nível de desconforto do doente pode ser bastante significativo. A reação ao stress e à dor sentida após a infiltração bucal sem administração computorizada e a reação às infiltrações palatinas com administração computorizada de anestesia local foram comparadas e o resultado demonstrou ser baixos níveis de stress e uma baixa reação à dor presentes na administração de anestesia local através do sistema computorizado.

O bloqueio do nervo nasopalatino pode ser administrado por via atraumática na maioria dos doentes. Embora a utilização da seringa Comfort Control possa ser mais perceptiva do que a do sistema CompuDent, no sentido em que a injeção é controlada manualmente, a seringa é volumosa e mais incómoda de utilizar do que a peça de mão Wand.

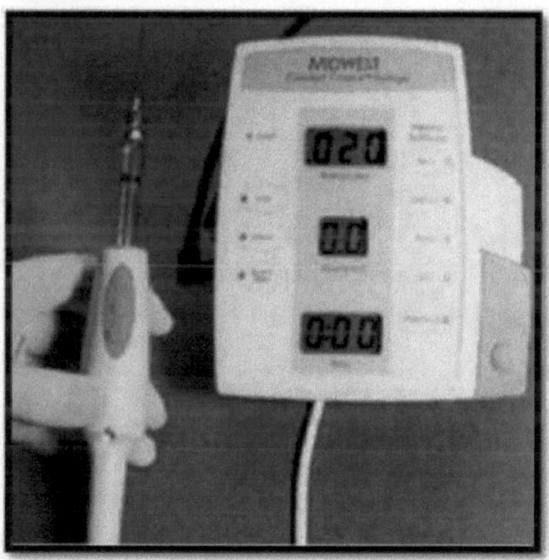

FIGURA-37 SERINGA DE CONTROLO DE CONFORTO

### *INJECTORES DE JATO*

A tecnologia de injeção a jato baseia-se no princípio da utilização de uma fonte de energia mecânica para criar uma libertação de pressão suficiente para empurrar uma dose de medicamento líquido através de um orifício muito pequeno, criando uma coluna fina de fluido com força suficiente para penetrar nos tecidos moles até ao tecido subcutâneo sem uma agulha **(Figura-38).** Os injectores de jato administram o medicamento sem os traumas fisiológicos associados às agulhas. O local da injeção permanece praticamente sem inchaço, permitindo ao médico ou ao dentista suturar a incisão cirúrgica ou a ferida sem mais distorção do tecido, o que leva a um tempo de recuperação mais curto.

O anestésico é administrado em microgotas e é absorvido mais rapidamente pelas bainhas de mielina dos nervos envolvidos.[129] Em procedimentos dentários como os bloqueios mandibulares, que requerem uma penetração profunda da agulha para a administração do anestésico devido ao volume de medicação envolvido, uma injeção a jato adormece a área e permite a inserção da agulha e a administração do fluido de uma forma relativamente indolor. A tecnologia sem agulha oferece também um impulso psicológico ao doente. Uma vez que as injecções são praticamente indolores e têm um efeito rápido, a ansiedade em relação às injecções é reduzida ou mesmo eliminada, levando a procedimentos menos stressantes. Com as suas pontas reutilizáveis, os injectores a jato também reduzem a poluição dos resíduos médicos. Podem ser esterilizados por autoclavagem, imersão numa solução desinfetante ou outros processos que não envolvam calor seco. Pensa-se que os injectores a jato oferecem vantagens em relação aos injectores tradicionais com agulha, uma vez que são rápidos e fáceis de utilizar, causam pouca ou nenhuma dor, provocam menos danos nos tecidos e permitem uma absorção mais rápida do medicamento no local da injeção. As desvantagens são: não podem ser utilizados para bloqueios nervosos, sendo apenas possível a infiltração e a anestesia superficial. Faltam estudos controlados que avaliem a eficácia, e os relatos são principalmente anedóticos. Até à data, a eficácia da técnica em medicina dentária tem sido considerada limitada.[130]

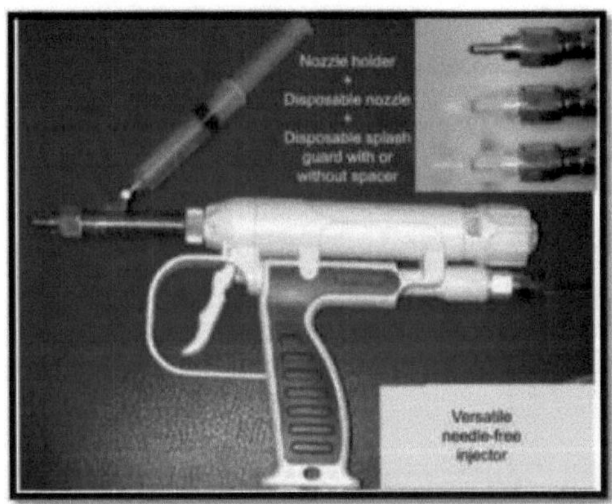


FIGURA-38 INJECTORES DE JACTO

### *SYRIJET*

O Syrijet Mark II (Keystone Industries [também conhecido como Mizzy], Cherry Hill, NJ, EUA) está no mercado há quase 40 anos e tem sofrido alguns pequenos melhoramentos ao longo dos anos. Algumas das boas caraterísticas do dispositivo são o facto de aceitar os cartuchos padrão de 1,8 ml de solução de AL (garantindo assim a esterilidade da solução), permitir a administração de um volume variável de solução de 0 a 0,2 ml e ser completamente autoclavável **(Figura-39).**[131]

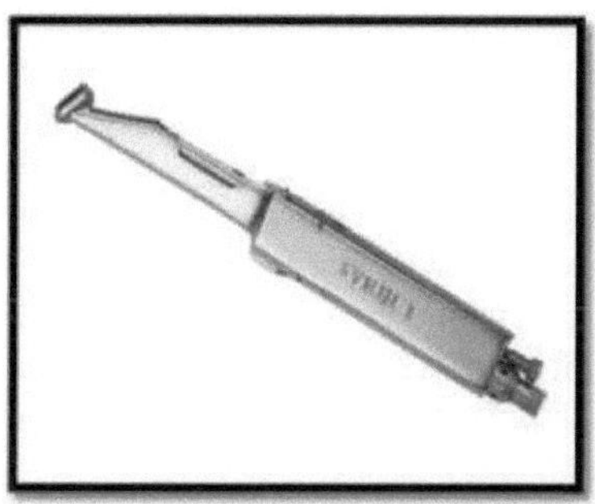

FIGURA-39 MIZZY SYRIJET INJECTOR SEM AGULHA MARK II

***VIBRAJECT***

Trata-se de um pequeno acessório alimentado a pilhas que se encaixa na seringa dentária normal **(Figura-40).** Proporciona uma vibração de alta frequência à agulha que é suficientemente forte para ser sentida pelo doente. O VibraJect® produz uma sensação de vibração ligeira que ajuda a anular os sinais de dor da agulha. As terminações nervosas associadas à deteção da temperatura e da dor são pequenas, não isoladas e têm uma intensidade de sinal relativamente baixa. Os nervos que contrariam a vibração e a pressão são maiores, têm uma intensidade de sinal relativamente elevada e estão isolados. Quando os sinais de vibração e dor são combinados, como no caso de uma injeção com VibraJect, acredita-se que a mensagem de "dor" transmitida pelos nervos mais pequenos e não isolados é predominada pela mensagem de "vibração" transmitida pelos nervos isolados.

A via "tátil" parece ter uma ação inibitória sobre a via da "dor" no corno dorsal da medula espinal. O doente só sente a vibração, tal como comprovado pela Teoria da Perceção da Porta. O VibraJect® é um dispositivo económico que se encaixa diretamente na sua seringa existente. O VibraJect utiliza tecnologia comprovada, muito simples e económica para melhorar as suas injecções, quer sejam intra-ligamentares, palatais ou bloqueios. Não há novos procedimentos a aprender nem aspectos descartáveis.[132]

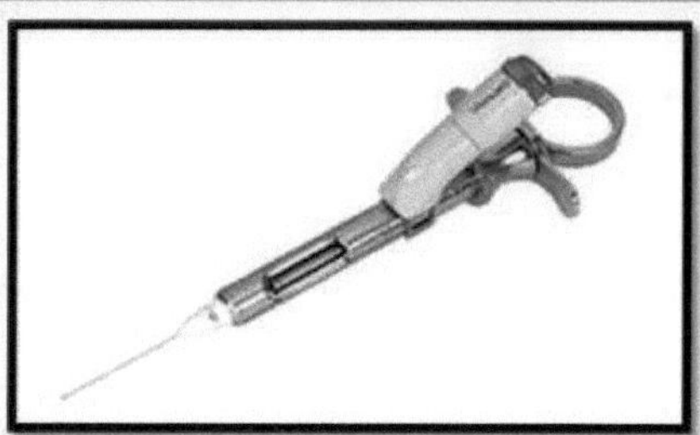

FIGURA-40 VIBRAJECT

***DENTALVIBE***

Outro sistema que utiliza o desvio por vibração com base na teoria da porta da dor é o DentalVibe (BING Innovations LLC, Crystal Lake, IL, EUA), recentemente introduzido **(Figura-41)**. Trata-se de um dispositivo portátil, recarregável e sem fios que fornece micro-oscilações suaves, pulsadas e percussivas ao local onde está a ser administrada uma injeção. A sua ponta vibratória em forma de U ligada a um motor Vibra-Pulse controlado por microprocessador estimula suavemente os receptores sensoriais no local da injeção, fechando eficazmente a porta neural da dor, bloqueando a sensação dolorosa das injecções. Também ilumina a área de injeção e possui um acessório para retrair o lábio ou a bochecha.[133] O DentalVibe pode ser utilizado com qualquer seringa anestésica para administrar injecções confortáveis em todas as áreas da boca.

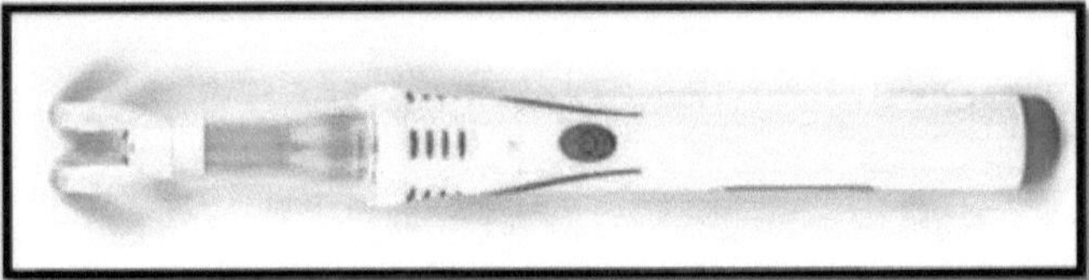

FIGURA-41 VIBRAÇÃO DENTÁRIA

***ACCUPAL***

O Accupal (Hot Springs, AR, EUA) é um dispositivo sem fios que utiliza tanto a vibração como a pressão para pré-condicionar a mucosa oral. O Accupal exerce pressão e vibra o local da injeção 360° proximal à penetração da agulha, o que fecha a "porta da dor", de acordo com o fabricante **(Figura-42)**. Depois de colocar o dispositivo no local da injeção e aplicar uma pressão moderada, a unidade ilumina a área e começa a vibrar. A agulha é colocada através de um orifício na cabeça da ponta descartável, que está ligada ao motor. Utiliza uma pilha standard AAA.[134]

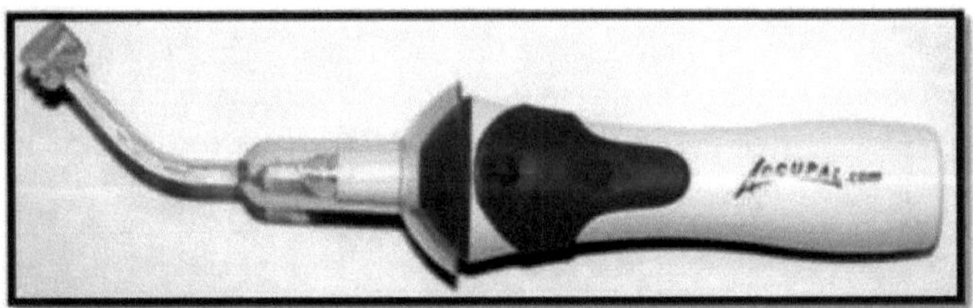

FIGURA-42 ACCUPAL

**SAFETYWAND™**

Em resposta ao Needle stick Safety and Prevention Act, foi desenvolvida a SafetyWand para utilização com o sistema CompuDent **(Figura-43)**. O sistema de segurança tem uma pega semelhante a uma caneta que permite o máximo controlo tátil e um design de auto-retratação que protege a agulha. Quando não está a ser utilizado. É mais leve do que uma seringa tradicional e a proteção é acionada com uma mão, o que aparentemente torna a sua utilização mais segura.

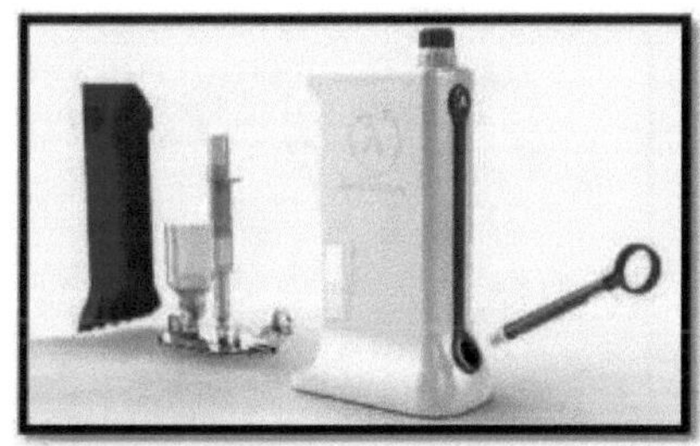

FIGURA-43 SAFETYWAND™

RevVac™ seringa de segurança

A seringa de segurança RevVac funciona da mesma forma que uma seringa convencional normal. Não é necessária qualquer formação, competências ou procedimentos adicionais. Funciona com base num conceito simples: retrair e pressionar o êmbolo cria um vácuo robusto no momento da utilização. Quando o êmbolo atinge o fundo, depois de todo o medicamento ter sido administrado, uma nova pressão no êmbolo quebra o selo e a agulha retrai-se para dentro do êmbolo. A seringa não pode ser reutilizada **(Figura-44).**

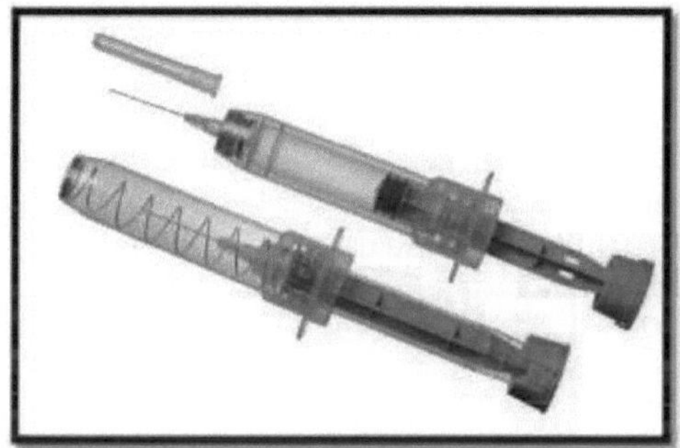

FIGURA-44 Seringa de segurança RevVac™

### *STABIDENT*

Numerosos estudos demonstraram que o sistema Stabident é seguro e eficaz quando utilizado de acordo com as instruções. As vantagens do produto são o facto de ser relativamente barato e poder ser utilizado com equipamento já existente num consultório dentário. Uma seringa de anestésico dentário normal para a agulha e uma peça de mão de velocidade lenta com um contrângulo de fecho para o perfurador **(Figura-45).** A principal desvantagem do dispositivo é que a perfuração precisa ser feita num local razoavelmente acessível e visível na gengiva anexa distal ao dente a ser anestesiado. Pode ser extremamente difícil localizar o local da perfuração com a agulha anestésica se a zona de penetração estiver localizada na mucosa alveolar que se move quando o perfurador é retirado.[135]

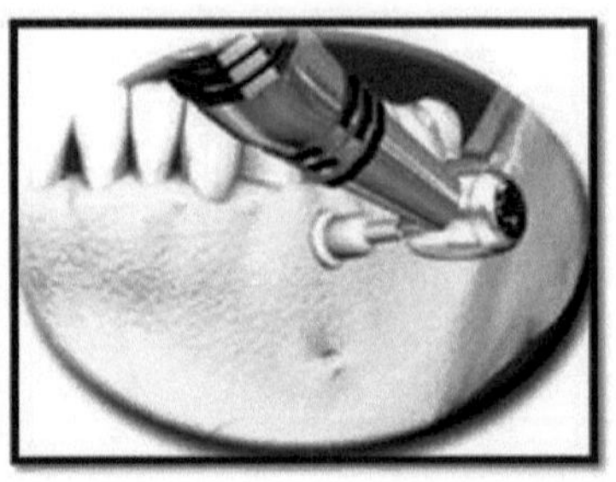

FIGURE-45 STABIDENT

FIGURA-45 STABIDENT

***X-Tip***

Tendo em conta a dificuldade acima referida do sistema Stabident em localizar o orifício de perfuração, a X-Tip resolve este problema transformando a própria broca piloto num tubo oco através do qual pode passar uma agulha de calibre 27 **(Figura-46).** O anestésico é colocado sem procurar o orifício que acabou de ser criado com a ajuda da broca inicial que permanece no local. Foi relatada mais dor pós-operatória no sexo masculino com o uso da X-Tip, 1 a 3 dias após o procedimento, o que pode ser causado pelo aumento da formação de calor durante a perfuração devido ao diâmetro mais largo da broca e da manga guia da X-Tip. Atualmente, o fabricante deixou de fabricar a X-Tip.

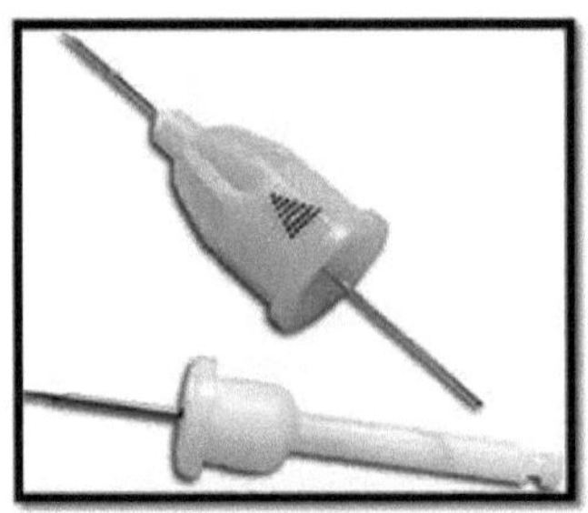

FIGURE-46 X-TIP

***INTRAFLOW***

O dispositivo IntraFlow é essencialmente uma peça de mão dentária equipada com um sistema de injeção incorporado no corpo. A entrada na zona de penetração, a injeção e a retirada num passo contínuo, sem necessidade de deslocar o local da perfuração, é a maior desvantagem do sistema de anestesia IntraFlow. Este método de passo único pode ser útil em zonas de penetração que são difíceis de visualizar ou aceder, como as áreas do segundo e, por vezes, do primeiro molar, ou onde existe perda óssea horizontal ou uma faixa limitada de gengiva aderente na zona de penetração pretendida. Num estudo recente, verificou-se que a IntraFlow proporciona uma anestesia fiável dos dentes mandibulares posteriores em 13 de 15 indivíduos, em comparação com 9 de 15 com um bloqueio do nervo alveolar inferior. Os custos de arranque e de manutenção, e o facto de o dispositivo poder ocasionalmente libertar anestésico, especialmente se não for montado corretamente, são as principais desvantagens do IntraFlow **(Figura-47).**[136]

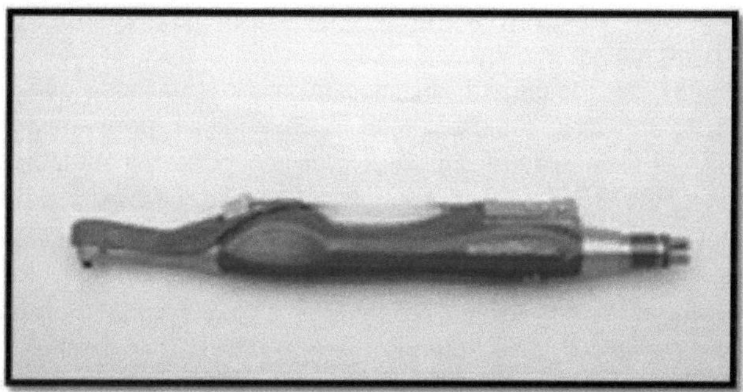

FIGURE-47 INTRAFLOW

A investigação mostra que os sistemas CCLAD controlam a velocidade do anestésico injetado nos tecidos e são utilizados para reduzir a dor durante a anestesia local para tratamentos dentários. No entanto, as diferenças de forma, peso e velocidade de injeção devem ser tidas em conta na seleção de um dispositivo. Os dispositivos vibrotácteis também são úteis para obter a satisfação do doente durante a injeção. Os injectores de jato não são muito úteis quando comparados com outros dispositivos. Os sistemas intra-ósseos são instrumentos muito úteis para obter uma anestesia profunda, em alternativa às injecções convencionais. As seringas de segurança evitam lesões acidentais por picada de agulha e a transmissão de doenças que lhes está associada, pelo que é aconselhável utilizá-las no futuro. Muitos sistemas mais recentes de administração de anestesia local evoluíram devido ao avanço da tecnologia e os médicos dentistas devem estar bem cientes da sua utilização e aplicações. O armamentário necessário pode ser escolhido de acordo com as necessidades do doente. Os dentistas devem estar bem cientes destes sistemas de administração mais recentes, da sua utilização e devem ter um conhecimento atualizado, de modo a proporcionar os benefícios da tecnologia mais recente aos seus pacientes. A adesão do doente ao tratamento dentário pode ser ajudada pela capacidade de administrar injecções indolores e um nível e duração de anestesia desejáveis resultam numa redução do medo do doente, do stress do doente e, por conseguinte, do stress do médico.[137]

**H) ANÁLISE OCLUSAL**

A tecnologia digital em medicina dentária está a sofrer um rápido desenvolvimento. As impressões dentárias digitais feitas por scanners intra-orais têm muitas aplicações e vantagens diferentes em relação às impressões clássicas, especialmente durante a pandemia. Estas vantagens incluem a ausência de contacto com a mucosa, o conforto devido à ausência de material de impressão, a visualização imediata no ecrã com a possibilidade de inspeção e correção, a visualização em tempo real, o menor consumo de tempo e a repetibilidade fácil e selectiva.[138] Em contraste, as impressões convencionais exigem que os dentistas seleccionem uma moldeira, efectuem uma impressão utilizando diferentes materiais e métodos, dependendo do caso específico, desinfectem a impressão, enviem-na para o laboratório, vertam a impressão e, por fim, criem um modelo mestre.

O procedimento de moldagem digital tem menos passos, que incluem a configuração do software, a digitalização, o envio digital para o laboratório e a criação de um modelo mestre digital. A precisão pode ser afetada por vários factores, tais como diferenças operacionais e clínicas (por exemplo, necessidade de revestimento, cabeça de scanner maior e distância específica do alvo; ausência de unidades de fresagem no consultório; dificuldade em detetar linhas de margem profundas em dentes preparados e/ou em caso de hemorragia; e necessidade de uma curva de aprendizagem) e custos (por exemplo, custos de aquisição e gestão).[139] A precisão é a consolidação de dois elementos, ambos essenciais e complementares: "veracidade" e "precisão". As arcadas dentárias têm normalmente larguras diferentes consoante os traços de personalidade (por exemplo, rosto pequeno, alongado, quadrado ou estreito; tamanho da cabeça grande, médio ou pequeno, etc.) ou a idade (criança ou adulto), o que pode afetar a precisão de alguns scanners intra-orais durante a digitalização de todos os maxilares.[140]

A área de digitalização e a precisão da digitalização são influenciadas pelo tipo de scanner intra-oral, distância de digitalização e ângulo de digitalização selecionados para adquirir as digitalizações. Uma nova opção são os sistemas ópticos de rastreio da mandíbula, que podem registar o movimento mandibular durante várias fases do tratamento. O processo permite efetuar ajustes oclusais utilizando o movimento mandibular do paciente e facilita o processo de conceção da prótese, minimizando assim o tempo de cadeira no momento da entrega.[141] Esta técnica de rastreio ótico da mandíbula para registo digital da relação maxilomandibular permite visualizar a máxima intercuspidação e a oclusão cêntrica. Estão disponíveis vários analisadores oclusais para registar as relações oclusais entre as arcadas dentárias. Estes indicadores podem ser classificados em qualitativos e quantitativos, sendo que os indicadores quantitativos são capazes de medir os eventos de contacto dentário. Os indicadores qualitativos incluem papel de articulação, película e seda, spray oclusal, película metálica de calço e indicador de ponto alto. Em contrapartida, os indicadores quantitativos incluem o sistema de análise oclusal T-Scan e o paciente dentário virtual.[142]

### *SCANNERS*

### T-SCAN NOVUS

O T-Scan Novus é uma ferramenta de análise objetiva que pode determinar tanto a força como o tempo, o que o torna superior ao papel de articulação, que apenas pode determinar a localização. O sistema de análise oclusal T-Scan regista e analisa a distribuição da força de mordida, indicando a sua intensidade relativa e o tempo oclusal. O gráfico de equilíbrio, a visualização do tempo e o ecrã de comparação são as três formas de registar e analisar os contactos oclusais.[143] O T-Scan 10 (2018), a versão mais recente do sistema T-Scan, melhorou os pormenores do software que beneficiam o tratamento com implantes **(Figura-48).** A versão anterior tinha artefactos na área frontal, mas o T-Scan 10 pode remover artefactos do sensor devido à sobreposição dos dentes da frente. As caraterísticas do software do T-Scan 10 incluem a análise da função oclusal e uma ferramenta de aviso de implante.

Os modelos digitais podem ser facilmente carregados e os dados do T-Scan podem ser sobrepostos numa digitalização de arco digital STL. A análise digital do T-Scan fornece detalhes da evolução da oclusão, tais como uma linha de tempo digital, sequência de contactos, intensidade e tipo de contactos entre os lados esquerdo e direito em cada momento como uma gravação de vídeo, bem como parâmetros como os tempos de oclusão e desoclusão, que são muito importantes no tratamento do bruxismo.[144] Num estudo comparativo, os valores mais elevados da área de contacto oclusal foram detectados com o T-Scan e os mais baixos com a digitalização de superfície 3D.[145]

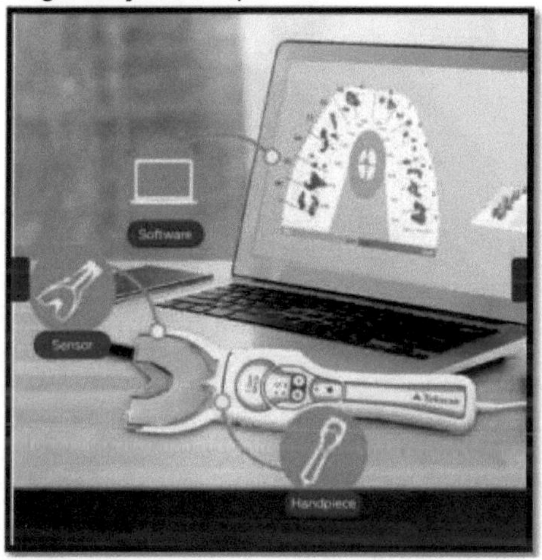


FIGURA-48 TSCAN NOVUS

**iTero**

O scanner intra-oral iTero utiliza tecnologia de imagem confocal paralela para captar uma impressão digital 3D a cores das superfícies dentárias, contornos e tecidos gengivais circundantes. O sistema capta até 3,5 milhões de pontos de dados por digitalização da arcada **(Figura-49).** O scanner tem a capacidade de captar preparações para coroas, pontes, inlays, facetas e onlays. Durante a digitalização, é dada uma série de indicações visuais e verbais, que ajudam a orientar o médico durante o processo de digitalização. Para cada preparação, é registada uma vista facial, lingual, mesio-proximal e disto-proximal em aproximadamente 15-20 segundos, após o que os dentes adjacentes são digitalizados a partir dos aspectos oclusal, facial e lingual. O sistema iTero é utilizado apenas para a moldagem digital e não é fornecido com uma fresadora dedicada, embora a sua plataforma aberta possa ser integrada com software de

desenho
e unidades de fresagem de terceiros. Se necessário, é possível obter modelos fresados do iTero CAD/CAM em resina (poliuretano).[146]

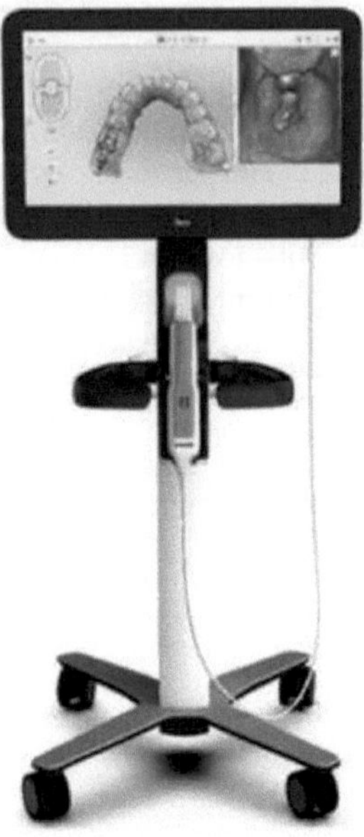

FIGURA-49 Scanner iTero

**3M True Definition**

O scanner True Definition da 3M também oferece uma plataforma aberta e a capacidade de ligação a um software de desenho certificado e a uma máquina de fresagem em cadeira. O sistema 3M utiliza uma luz LED azul e um sistema de imagem de vídeo para captar os dados e criar um modelo virtual. Ao deslocar o scanner sobre as superfícies dentárias, a alimentação de vídeo desenvolve o modelo dentário digital **(Figura-50).** A técnica clínica utilizada com o sistema 3M requer o isolamento adequado da área desejada a ser capturada, bem como uma ligeira pulverização dos dentes com um pó refletor de óxido de titânio.

Independentemente da necessidade de aplicação de pó, este sistema de impressão digital demonstrou anteriormente ser muito preciso. Após a digitalização dos dentes e a criação do modelo virtual, os dados adquiridos são enviados à 3M para processamento e estão disponíveis para transferência num formato de ficheiro aberto. Se necessário, um modelo dentário físico, baseado na tecnologia de fabrico estereolitográfico, pode ser obtido junto do fabricante.[147]

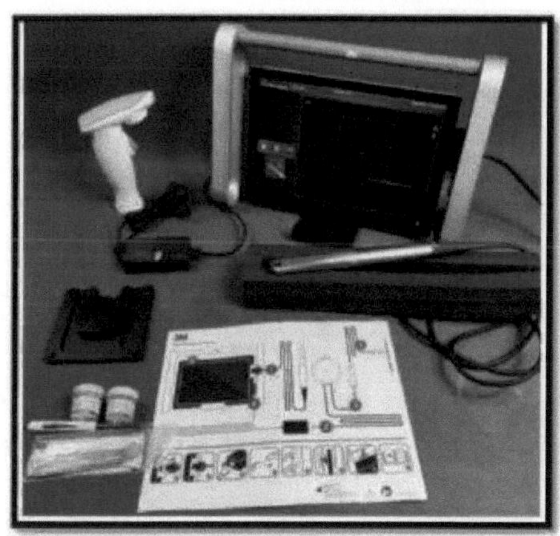

FIGURA-50 Scanner de definição real 3M

**PlanScan**

O sistema Planmeca PlanScan (impulsionado pela E4D Technologies) foi concebido para ser utilizado de forma semelhante aos sistemas CEREC da Sirona, uma vez que pode ser utilizado como um sistema de moldagem digital, bem como um sistema de desenho e fresagem em consultório. O sistema PlanScan utiliza luz azul com tecnologia de transmissão de vídeo a laser em tempo real para captar os dados dentários e é um sistema sem pó **(Figura-51).** O sistema capta tecidos intra-orais duros e moles de várias translucências, restaurações dentárias, bem como modelos em pedra e impressões convencionais. As pontas de scanner amovíveis, com espelhos aquecidos incorporados, não permitem tempo de paragem entre pacientes, bem como um elevado nível de desinfeção. O Planmeca PlanCAD Design Center inclui software de digitalização, software de desenho, um rato e um computador portátil. Os modelos digitais podem ser utilizados para desenhar inlays, onlays, coroas, pontes e facetas. Se necessário, as digitalizações podem ser enviadas para o laboratório para processamento, conceção e fabrico da restauração, ou as restaurações podem ser fresadas no consultório utilizando a máquina de fresagem PlanMill 40 da PlanScan.

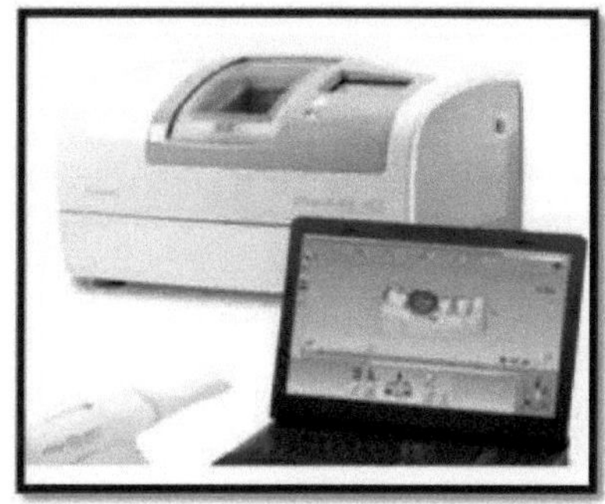

FIGURA-51 Planscan

**CS 3500**

O scanner intra-oral CS 3500 é um dos mais recentes scanners intra-orais sem pó disponíveis que permite aos profissionais de medicina dentária digitalizar os dentes dos pacientes para criar imagens 3D a cores **(Figura-52).** Semelhante à CEREC BlueCam, é um sistema de clicar e apontar. Assim, requer que o utilizador mantenha a varinha imóvel durante a captura. Para além disso, é essencial uma sobreposição adequada das imagens individuais (> 50% da imagem anterior). O scanner pode ser utilizado para desenhar coroas, pontes, inlays, onlays e facetas utilizando o seu software CS Restore, e fresado com a fresadora Carestream dedicada opcional (CS 3000), ou os dados podem ser enviados para um laboratório para o desenho e fresagem das restaurações. As imagens 3D coloridas ajudam a desenhar as linhas de margem, pois é possível identificar mais facilmente as diferenças entre a estrutura natural do dente e os tecidos gengivais. Um sistema de orientação por luz permite que o utilizador se concentre na aquisição da imagem, olhando diretamente para a boca do paciente e não necessariamente para o ecrã do monitor.

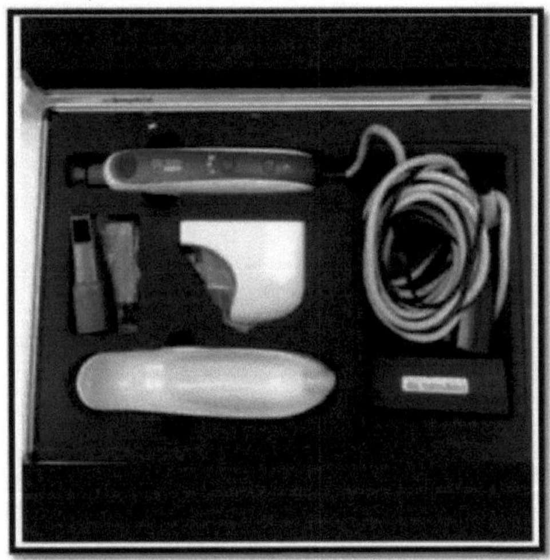

FIGURA-52 CS 3500

**TRIOS**

O scanner TRIOS é um sistema de ficheiros aberto, sem pó, baseado na tecnologia de digitalização ótica ultra-rápida. Na sua versão atual, o TRIOS digitaliza a cores (no presente estudo, o scanner investigado foi o antecessor, a versão a preto e branco). Mais uma vez, a digitalização a cores permite ao médico identificar mais facilmente as margens da preparação. O sistema TRIOS lê automaticamente as cores dos dentes adjacentes durante a digitalização e fornece esta informação juntamente com a impressão digital. Por conseguinte, a correspondência de cores é agora automatizada com este sistema, que também tira fotografias intra-orais digitais, permitindo assim a aquisição de fotografias de alta definição para fins de documentação ou comunicação. Os objectos indesejados (língua, bochechas ou lábios) são detectados automaticamente e removidos digitalmente da impressão digital em tempo real.

A solução TRIOS POD é agora uma alternativa ao formato de carrinho, permitindo uma maior mobilidade, e é semelhante ao dispositivo PlanScan que utiliza um computador portátil no qual o scanner é ligado através de uma porta USB **(Figura-53).**

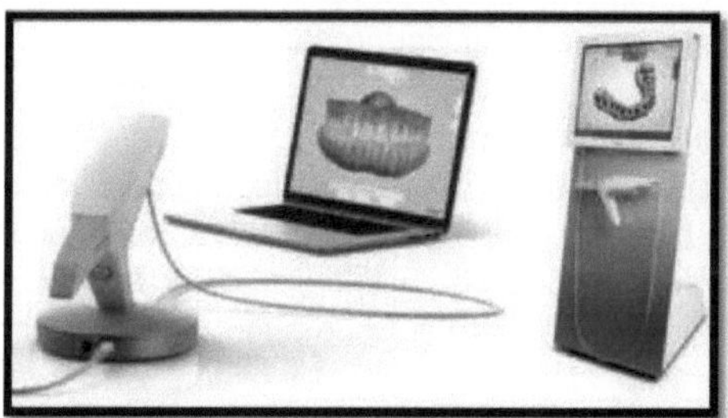

FIGURA-53- SCANNER DE TRIOS DE 3 FORMAS

**CEREC AC OmniCam**

A tecnologia CAD/CAM da Sirona tem o registo mais longo de todos os sistemas de impressão digital existentes. O sistema CEREC existe, de uma forma ou de outra, há 30 anos. O sistema mais recente da Sirona é o CEREC AC com OmniCam lançado no verão de 2012 **(Figura-54).** Nos antecessores, a imagiologia era efectuada através da junção de imagens individuais, criando um molde digital monocromático amarelo tipo pedra. No entanto, a nova OmniCam capta imagens sem a utilização de pó através de transmissão digital para criar um molde digital a cores.

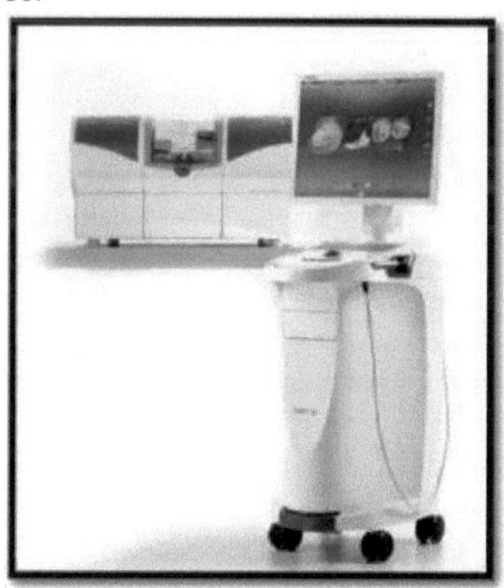

FIGURA-54 CEREC AC OmniCam

**I) REGENERAÇÃO PERIODONTAL**

A engenharia de tecidos destaca-se como uma área de interesse de investigação de topo nos domínios médicos. Combina a teoria biológica e os princípios da engenharia, ajudando o tecido ou órgão lesionado a recuperar e a restaurar a sua função através de três elementos: células semente, suporte biocompatível e factores bioactivos. A regeneração periodontal tem sido um foco de investigação na engenharia de tecidos orais desde há muito tempo. A regeneração tecidular guiada (RTG) é uma cirurgia de regeneração comum em periodontologia. A recuperação estável do osso alveolar periodontal após a realização da RTG foi comprovada por várias revisões.[148] As células estaminais isoladas da cavidade oral também foram extensivamente estudadas no campo da regeneração dos tecidos periodontais, e o seu potencial no campo da regeneração periodontal foi reconhecido **(Tabela 5).**

O microambiente do defeito periodontal pode afetar grandemente a taxa de sucesso da ROG, e os suportes biocompatíveis proporcionam um ambiente de cicatrização estável para a recuperação do tecido periodontal. Por conseguinte, a criação de estruturas adequadas é vital. Devido à área restrita dos defeitos periodontais, a construção de estruturas de suporte adequadas ao tamanho dos defeitos é um desafio. Devido à sua elevada precisão e eficiência, a bioimpressão 3D torna-se uma estratégia emergente. Os métodos de bioimpressão 3D existentes dividem-se principalmente em três tipos: extrusão, bioimpressão por jato de gotículas e bioimpressão por fotocura. Em termos de bioimpressão 3D, as bio-tintas são inevitáveis.

Como ingrediente principal da bioimpressão 3D, é uma composição de materiais biocompatíveis, factores bioactivos e células, para criar a forma final da construção pretendida, decidindo as propriedades e as caraterísticas biológicas dos suportes de bioimpressão 3D, influenciando finalmente os resultados da restauração periodontal. As células estaminais são um tipo de célula com capacidade de multi-diferenciação e auto-renovação, que podem ser utilizadas como células semente na engenharia de tecidos. As células estaminais podem produzir novas células estaminais e diferenciar-se em "células funcionais específicas", tais como hemócitos, células da pele, osteócitos, etc.[149] Devido à sua diferenciação multidirecional e capacidade de auto-renovação, acredita-se que as células estaminais têm um forte potencial para regenerar tecidos lesionados e recuperar as funções originais. Este procedimento requer factores bioactivos ou suportes biocompatíveis para promover a proliferação e diferenciação das células estaminais. No corpo humano, as células estaminais dividem-se em células estaminais embrionárias e células estaminais adultas. As células estaminais embrionárias provêm de embriões e podem diferenciar-se em qualquer célula. As células estaminais adultas existem normalmente em tecidos relacionados e são uma fonte importante de auto-renovação e reparação dos tecidos. Estudos recentes demonstraram que as células estaminais adultas são amplamente utilizadas na engenharia de tecidos orais devido às ricas fontes de células estaminais existentes na cavidade oral.[(150)] As células estaminais mesenquimais são um tipo de células estaminais com grande potencial de aplicação **(Figura-55).**

A principal fonte é a medula óssea e o tecido adiposo, mas também podem ser derivadas de outros tecidos, como a placenta, o fígado, a pele, o músculo e a cavidade oral. As células estaminais obtidas a partir de tecidos orais e faciais têm propriedades semelhantes às das células estaminais mesenquimais in vitro, pelo que são designadas células estaminais estromais pluripotentes. Podem diferenciar-se em condrócitos, osteoblastos, células musculares e adipócitos. As células estaminais adultas adquiridas a partir de tecidos orais, relacionadas com a regeneração periodontal, podem ser divididas em grupos dentários e não dentários.

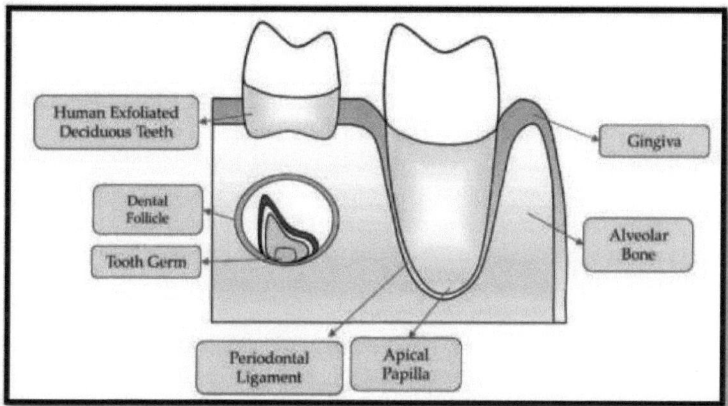


FIGURA-55 Fontes de células estaminais na cavidade oral.

| Types | | Sources | Differentiation and Functions |
| --- | --- | --- | --- |
| Dental | Periodontal Ligament Stem Cells | Periodontal ligament | Osteoblasts<br>Adipocytes<br>Chondrocytes<br>Immunomodulation<br>Periodontal regeneration |
| | Stem Cells from Human Exfoliated Deciduous Teeth | Pulp of the human exfoliated deciduous teeth | Adipocytes<br>Osteoblasts<br>Odontoblasts<br>Nerve cells<br>Hepatocytes<br>Endothelial cells |
| | Stem Cells from Apical Papilla | Apical papilla | Odontoblasts<br>Nerve cells<br>Hepatocyte-like cells<br>Periodontal tissue |
| | Dental Follicle Stem Cells | Dental follicle | Osteoblasts<br>Odontoblasts<br>Periodontal ligament tissue<br>Adipocytes<br>Chondrocytes |
| | Tooth Germ Progenitor Cells | Tooth germ | Adipocytes<br>Hepatocytes<br>Osteoblasts<br>Neurogenic tissues |
| Non-dental | Mesenchymal Stem Cells Derived from Alveolar Bone | Alveolar bone | Osteoblasts<br>Adipocytes<br>Chondrocytes<br>Immunomodulation |
| | Gingival Mesenchymal Stem Cells | Gingiva | Adipocytes<br>Osteoblasts<br>Chondrocytes |
| | Adipose Derived Stem Cells | Adipose tissue | Osteoblasts<br>Periodontal ligament-like tissue<br>Immunomodulation |

TABLE-5 Characteristics of different types of oral seed cells.

QUADRO-5 Caraterísticas dos diferentes tipos de células-semente orais.

***Células estaminais do ligamento periodontal***

O ligamento periodontal é uma estrutura vital que liga os dentes ao osso alveolar e as células estaminais do ligamento periodontal (PDLSCs) são células estaminais pluripotentes extraídas do ligamento periodontal. As PDLSC são consideradas células estaminais importantes para a regeneração periodontal e a reparação de defeitos mandibulares.[151] Podem diferenciar-se em osso alveolar e ligamento periodontal através da interação com membranas extracelulares e desempenham um papel importante na regeneração dos tecidos duros orais. Os estudos existentes demonstraram que as proteínas morfogénicas ósseas (BMPs) podem induzir o efeito osteogénico das PDLSCs.[152] Sung-Ho Ha et al. verificaram que o metilsulfonilmetano (MSM) podia induzir a proliferação e diferenciação das PDLSCs em osso alveolar através do eixo Smad2/3/Runx2/OSX/OPN.[153] Panduwawala CP et al. co-cultivaram PDLSCs com células endoteliais da veia umbilical humana em ratinhos com imunodeficiência e verificaram a regeneração de um novo ligamento periodontal às semanas 4 e 8.[154]

***Células estaminais de dentes decíduos esfoliados humanos (SHEDs)***

As células estaminais de dentes decíduos esfoliados humanos (SHEDs) têm um potencial mais forte para se diferenciarem noutras células in vivo do que outras células estaminais. As SHEDs podem diferenciar-se em adipócitos, osteoblastos, odontoblastos, células nervosas, hepatócitos e células endoteliais. No estudo de Thanaphum Osathanon et al., verificou-se que o fator básico de crescimento de fibroblastos (bFGF) e Jagged1 induzem a diferenciação osteogénica de SHEDs em ratos através da regulação da expressão da fosfatase alcalina.[155] As células estaminais esfoliadas de dentes decíduos humanos têm sido utilizadas para regenerar o tecido periodontal e reparar defeitos ósseos alveolares devido à sua elevada capacidade proliferativa, forte capacidade imunossupressora de diferenciação múltipla e baixo risco carcinogénico.

***Células estaminais da papila apical***

As células estaminais da papila apical (SCAP) são células estaminais mesenquimatosas. Foram encontradas e extraídas da papila radicular imatura. A capacidade de proliferação e diferenciação das células estaminais da papila dentária é mais forte, sendo consideradas células importantes na medicina regenerativa oral. As investigações demonstraram que as SCAP têm um forte potencial na regeneração da dentina, na regeneração neurogénica e na regeneração semelhante à dos hepatócitos.[156]

***Células estaminais do folículo dentário***

O folículo pericoronário é um tecido conjuntivo frouxo que envolve o germe dentário. As células estaminais do folículo pericoronário (DFC) são células estaminais pluripotentes extraídas do folículo pericoronário. Podem diferenciar-se em osteoblastos, osso alveolar, tecido semelhante à dentina, tecido do ligamento periodontal, adipócitos, condrócitos, etc. As DFC têm amplas perspectivas de aplicação na regeneração periodontal, na regeneração de bio-raízes e na regeneração óssea.

***Células progenitoras do germe dentário***

As células progenitoras do germe dentário (TGPCs) são as células mesenquimatosas obtidas do terceiro molar durante a fase final do desenvolvimento do dente.[157] As BMPs, incluindo a BMP-2 e a BMP-7, podem induzir a osteogénese das TGPCs, indicando que as TGPCs podem ser implementadas na regeneração periodontal.

***Células estaminais mesenquimais derivadas do osso alveolar***

As células estaminais mesenquimais derivadas do osso alveolar (AB-MSCs) são encontradas e extraídas do osso alveolar, que é uma fonte conveniente de células estaminais mesenquimais. As AB-MSCs têm um potencial de diferenciação multidirecional, podendo diferenciar-se em osteoblastos, adipócitos e condrócitos.[158]

***Células estaminais mesenquimais gengivais***

As células estaminais mesenquimais gengivais (GMSCs) derivam da gengiva e têm demonstrado o seu potencial no tratamento da periodontite. Estudos demonstraram que a proliferação e a capacidade osteogénica das células foram promovidas quando cultivadas com o suporte adequado.

***Células estaminais derivadas do tecido adiposo***

Devido à fácil acessibilidade do tecido adiposo e ao mínimo de lesões causadas pela sua extração, as células estaminais derivadas do tecido adiposo são consideradas como células-semente promissoras para a engenharia de tecidos.

***Materiais e suportes biocompatíveis***

Na medicina regenerativa oral, os suportes e os biomateriais são componentes indispensáveis. O biomaterial é um tipo de material que pode interagir com os sistemas biológicos do hospedeiro e do implante **(Quadro 6).** É frequentemente utilizado no domínio da medicina para substituir a estrutura ou o tecido original. Podem ser utilizados como locais de fixação de células dos tecidos circundantes, um modelo importante para a regeneração dos tecidos e uma fonte de células necessária para a regeneração dos tecidos.[159] Por conseguinte, os biomateriais devem processar as caraterísticas de bioatividade, biocompatibilidade, biodegradabilidade e bio-inércia.

| Types | | | Advantages | Disadvantages |
|---|---|---|---|---|
| Organic polymers | Natural materials | chitosan, alginate, polypeptide and collagen | Excellent hydrophilicity<br>Preferable biocompatibility<br>Weak cytotoxicity | Poor mechanical property<br>High degrading rate |
| | Synthetic materials | PLA, PCL, PLGA and PGA | Proper degrading rate<br>Good physicochemical and mechanical property | Lack of bio-conductivity |
| Inorganic polymers | Bio-ceramics | HA<br>TCP | Comparable structure with bone<br>Good osteoinductivity | Hard to degrade<br>Brittle |

QUADRO 6: VANTAGENS E DESVANTAGENS DOS BIOMATERIAIS.

***Suportes biocompatíveis***

O ligamento periodontal é uma estrutura de tecido conjuntivo fibroso que liga firmemente as raízes dos dentes ao osso alveolar circundante, impedindo que o dente e o osso alveolar se lesionem durante a mastigação. As fibras de colagénio altamente organizadas do ligamento periodontal estão orientadas perpendicularmente ao cemento e ao osso alveolar, o que desempenha um papel importante na saúde do periodonto. A existência de cemento e osso alveolar é vital para a função e restauração total do tecido periodontal. A fim de regenerar o osso alveolar e o cemento dentário, são necessários suportes com células vivas e/ou moléculas bioactivas para formar um microambiente estável. As células estaminais, tais como as PDLSC e outras células estaminais mesenquimais, obtiveram resultados promissores.[160]

Os andaimes imitam a estrutura do tecido periodontal para que as células estaminais possam desempenhar a sua função. Têm a capacidade de orientar e promover o processo de recuperação. Estes andaimes podem ser constituídos por um ou vários componentes e podem ser implantados juntamente com células estaminais e factores biologicamente activos. Os andaimes monofásicos têm apenas um compartimento, que satisfaz os requisitos da regeneração periodontal: estabilização de defeitos ósseos, proliferação selectiva de células, bem como controlo espácio-temporal da cicatrização periodontal.

Os scaffolds monofásicos únicos podem induzir diretamente o processo de cicatrização do tecido periodontal. Embora as terapias periodontais baseadas em células possam promover a reparação periodontal, existem limitações consideráveis, incluindo a recolha e a cultura de fontes de células. Os scaffolds carregados com nanopartículas e factores de crescimento podem ser alternativas clínicas e podem alcançar um resultado positivo latente.

***Andaimes multifásicos***

No periodonto, a regeneração do cemento e do ligamento periodontal é igualmente importante para a regeneração do osso alveolar. Assim, para a regeneração de vários tecidos, os scaffolds monofásicos evoluem para scaffolds multifásicos, que permitem a cicatrização de tecidos compartimentados que acabam por ser integrados num sistema coeso.[161] A estrutura espacial difere na medida em que os andaimes multifásicos têm a arquitetura mais próxima do tecido compartimentado. Por outras palavras, os andaimes multifásicos têm em consideração os pontos-chave:

(1) Promove a formação de cemento e osso alveolar em simultâneo

(2) A formação adequada das fibras orientadas do ligamento periodontal que se ligam ao osso alveolar recém-formado e ao cemento, mostrando o controlo espácio-temporal optimizado sobre o processo de restauração periodontal.

Os andaimes multifásicos podem ser categorizados em andaimes bifásicos e trifásicos.[162]

Factores bioactivos Os factores bioactivos actuam como um fator regulador fundamental na regeneração periodontal. As moléculas bioactivas podem regular a diferenciação das células semente em tecidos periodontais, mobilizar as células estaminais residentes para os locais defeituosos e o recrutamento de células imunitárias para regular a resposta inflamatória dos locais danificados, promovendo assim a regeneração dos tecidos periodontais. Crescimento derivado de plaquetas

(PDGF), as proteínas morfogenéticas ósseas (BMP) e os derivados da matriz do esmalte (EMD) são amplamente utilizados. O PDGF é derivado de concentrados de plaquetas autólogos. As BMPs têm uma grande influência na osteo-indução. As BMPs podem simular a função da fosfatase alcalina para simular a formação óssea. Além disso, as BMPs podem induzir a transformação osteoblástica das células estaminais. A EMD é libertada durante a formação do tecido periodontal. A função da fosfatase alcalina e a viabilidade celular são promovidas quando as PDLSCs são cultivadas com EMD. Além disso, o hidrogel impresso, juntamente com partículas não metálicas ou outras moléculas bioactivas, também pode promover a diferenciação de diferentes células estaminais orais em tecido periodontal e tecido ósseo. Entretanto, os factores bioactivos desempenham um papel importante na orientação das células endógenas .

O homing celular endógeno é um novo conceito que visa resolver o problema da

problemas suscitados pela cultura in vitro de células estaminais , que consiste em recrutar os

células estaminais residentes e direcioná-las para o tecido periodontal. O fator-1a derivado de células estromais (SDF-1a) é o fator de crescimento mais comum no recrutamento de células estaminais de doentes.[163] Um estudo concluiu que a exendina-4, juntamente com o SDF-1a, pode promover a viabilidade celular das PDLSCs. In vivo, o hidrogel carregado com SDF-1a pode reunir células estromais CD90+/CD34- para conseguir a regeneração in situ do tecido periodontal. As moléculas bioactivas são essenciais para a restauração periodontal, uma vez que regulam as vias de sinalização que dirigem os comportamentos biológicos das células estaminais, incluindo a proliferação, a diferenciação e a migração endógena. Considerando as vias complicadas e interligadas nas células, é insuficiente descobrir a função de um único fator bioativo, o que significa que a investigação deve centrar-se na função de múltiplas moléculas para avançar no domínio da regeneração periodontal.

**J) DESENHO DIGITAL DE SORRISOS**

Nas últimas duas décadas, o desenho de sorrisos evoluiu progressivamente do desenho físico analógico para o desenho digital, que passou de 2D para 3D. Dos tempos anteriores, em que o desenho à mão em fotografias impressas do paciente era utilizado para comunicar e explicar aos pacientes como seria o resultado final, evoluiu-se agora para o desenho digital completo no software DSD no computador. Este pode ser facilmente editado e pode ser feito e desfeito em qualquer altura para obter o desenho final que equilibra as necessidades estéticas e funcionais dos doentes. Christian Coachman, em 2017, propôs esta evolução nas gerações como:[164]

***Geração 1***. Desenhos analógicos sobre fotografias e sem ligação ao modelo analógico. Era a altura em que se desenhava com caneta sobre uma cópia impressa de fotografias para visualizar o resultado do tratamento, mas que não podia ser relacionado com o modelo de estudo. A medicina dentária digital ainda não tinha sido introduzida.

***Geração 2***. Desenhos digitais 2D e ligação visual ao modelo analógico. Com o advento do mundo digital, familiarizaram-se com certos softwares, como o PowerPoint, que permitiam o desenho digital. Apesar de não ser específico para a medicina dentária e estar limitado ao desenho em duas dimensões, era mais exato e consumia menos tempo do que o desenho à mão. O desenho podia ser ligado visualmente ao modelo de estudo, mas ainda não existia uma ligação física.

***Geração 3.*** Desenhos digitais 2D e ligação analógica ao modelo. Este foi o início da ligação digital-analógica. Foi introduzido o primeiro software de desenho específico para a medicina dentária digital que ligava o desenho digital 2D do sorriso ao enceramento 3D. A integração facial no desenho do sorriso também foi introduzida nesta fase, mas faltava a ligação ao mundo digital 3D.

***Geração 4***. Desenhos digitais 2D e ligação digital ao modelo 3D. Esta foi a altura em que a medicina dentária digital progrediu da análise 2D para a análise 3D. O enceramento digital 3D podia ser efectuado envolvendo a integração facial e parâmetros estéticos dentários pré-determinados.

***Geração 5.*** Fluxo de trabalho 3D completo.

***Geração 6.*** O conceito 4D. Acrescentar movimento ao processo de desenho do sorriso.

A técnica **DSD** é executada por equipamento digital já existente na prática dentária atual, como um computador com um dos softwares DSD, uma câmara SLR digital ou mesmo um smartphone.[165] Um scanner intra-oral digital para impressão digital, uma impressora 3D e CAD/CAM são ferramentas adicionais para um fluxo de trabalho digital 3D completo. É essencial uma documentação fotográfica exacta, uma vez que a análise facial e dentária completa assenta em fotografias preliminares que servem de base à formulação das alterações e do desenho. É necessária uma documentação em vídeo para a análise dinâmica dos dentes, da gengiva, dos lábios e do rosto durante o sorriso, a gargalhada e a fala, a fim de integrar princípios de orientação facial no desenho do sorriso.

**Tipos de software** DSD-

1. Photoshop CS6 (Adobe Systems Incorporated)
2. Microsoft PowerPoint (Microsoft Office, Microsoft, Redmond, Washington, EUA).
3. Smile Designer Pro (SDP) (Tasty Tech Ltd)
4. Desenho Digital Estético do Sorriso (ADSD - Dr. Valerio Bini)
5. Cerec SW 4.2 (Sirona Dental Systems Inc.)
6. Planmeca Romexis Smile Design (PRSD) (Planmeca Romexis®)
7. VisagiSMile (Web Motion LTD)
8. DSD App by Coachman (DSDApp LLC)
9. Keynote (iWork, Apple, Cupertino, Califórnia, EUA)
10. Sistema de posicionamento guiado (GPS)
11. DSS (EGSolution)
12. NemoDSD (3D)
13. Exocad DentalCAD 2.3

Factores como os parâmetros estéticos dento-faciais, a facilidade de utilização, a capacidade de documentação de casos, o custo, a eficiência em termos de tempo, o fluxo de trabalho digital sistemático e a organização, e a compatibilidade do programa com CAD/CAM ou outros sistemas digitais podem influenciar a decisão do utilizador.10 Existem muitos parâmetros estéticos que orientam a avaliação e o desenho do sorriso, tais como a linha média, a altura e a curva do sorriso e a proporção intra e interdentária.[166]

Um estudo efectuado por Doya Omar et al. comparou oito programas informáticos de DSD (Photoshop CS6, Keynote, Planmeca Romexis Smile Design, Cerec SW 4.2, Aesthetic Digital Smile Design, Smile Designer Pro, DSD App e VisagiSMile) na sua capacidade de avaliar e modificar digitalmente estes parâmetros estéticos, ou seja, parâmetros faciais, dento-gengivais e dentários, e concluiu que o Photoshop, o Keynote e o Aesthetic Digital Smile Design incluíam o maior número de parâmetros de análise estética. Para além destes, os outros softwares DSD incluídos eram deficientes na análise dos parâmetros estéticos faciais, embora tivessem uma vasta gama de caraterísticas estéticas dentogengivais e dentárias. Segundo os autores, "a aplicação DSD, o Planmeca Romexis Smile Design e o Cerec SW 4.2 podiam efetuar análises 3D; além disso, o Cerec SW 4.2 e o PRSD trabalhavam em conjunto com o CAD/CAM. A aplicação DSD e o Smile Designer Pro foram oferecidos como aplicações para telemóveis. O SDP e o ADSD foram comercializados como programas especializados de desenho digital. Além disso, o VisagiSMile e a aplicação DSD partilhavam a ideia do visagismo, introduzida pela primeira vez por Braulio Paolucci[167] , que sugere que o temperamento pode ser utilizado como um fator no design do sorriso.

Mais recentemente, foi introduzido o Exocad DentalCAD 2.3, que efectua análises 3D e pode ser incorporado no CAD/CAM. A imagiologia e o desenho digitais ajudam os pacientes a visualizar o resultado final esperado antes do início do tratamento, o que aumenta a previsibilidade do tratamento.[168] O médico pode abordar as preocupações dos pacientes mostrando digitalmente o resultado final, motivando-os e educando-os sobre os benefícios do tratamento. Melhora o diagnóstico do médico e o plano de tratamento através da visualização estética do problema do paciente por meio da análise digital de parâmetros faciais, gengivais e dentários que analisam o sorriso e o rosto de forma objetiva e padronizada. O DSD leva à personalização do desenho do sorriso, aumentando a participação do paciente no desenho do seu próprio sorriso, o que resulta num sorriso mais estético, humanista, emocional e confiante. O paciente pode avaliar, dar a sua opinião e aprovar a forma final do novo sorriso antes de serem efectuados quaisquer procedimentos de tratamento, aumentando assim a satisfação do paciente. Não deixa margem para arrependimentos após o tratamento, uma vez que os procedimentos irreversíveis, uma vez efectuados, não podem ser desfeitos. Também ajuda a avaliar e comparar as alterações antes e depois do tratamento. Com a régua digital, os desenhos e as linhas de referência, podem ser efectuadas comparações fáceis entre fotografias pré e pós-tratamento.

**Limitações**

1. Uma vez que o diagnóstico e o plano de tratamento dependem da documentação fotográfica e de vídeo, a sua inadequação pode distorcer a imagem de referência e resultar num diagnóstico e planeamento incorrectos.[169]
2. Para um fluxo de trabalho digital 3D completo, são necessários softwares 3D com actualizações, scanner intra-oral, impressora 3D e CAD/CAM, o que o torna economicamente dispendioso.
3. É necessária formação e manuseamento de determinados programas informáticos, o que aumenta ainda mais o tempo e os custos.

O fluxo de trabalho digital 3D completo ainda não é amplamente utilizado, o que, no futuro, poderá vir a ser uma prática generalizada, quando cada vez mais clínicos adoptarem um scanner digital, impressoras 3D e CAD/CAM, o que tornará muito menos necessária a realização de impressões morosas, gesso e cera. Com as melhorias do software nos próximos anos, será possível abordar a estética facial em casos avançados em que seja necessário colocar implantes, sobrepondo os ficheiros provenientes de uma TAC ou de um feixe cónico, juntamente com ficheiros 3D de uma impressão oral ou de uma digitalização facial e uma fotografia. Existe também a possibilidade de incorporar o conceito 4D, no qual o movimento pode ser adicionado ao conceito de desenho do sorriso. Com a tecnologia em constante evolução e ritmo acelerado, poderá chegar um momento, não muito distante, em que o sorriso desenhado digitalmente possa ser projetado em óculos de realidade virtual para prever o sorriso desejado na realidade. Os casos complexos com elevadas necessidades estéticas representam um desafio para os clínicos. Uma abordagem interdisciplinar é vital para alcançar o resultado planeado. São necessários novos dispositivos tecnológicos para facilitar a colaboração entre os membros da equipa clínica e para desenvolver um percurso diagnóstico e terapêutico fluente e eficaz.[170] Assim, para uma prática padrão, reprodutível e acessível a todos os profissionais, um conceito de personalização do desenho do sorriso foi elaborado por Paolucci et al.[171] Surgiu da associação de diferentes conhecimentos como fundamentos odontológicos estéticos e funcionais, linguagem visual artística, reconhecimento facial e ainda tipologia de personalidade, sendo denominado "Identidade Visual do Sorriso" (VIS).

Para a aplicação objetiva deste conceito, foi desenvolvido um software, denominado REBEL. O software REBEL é capaz de efetuar a leitura facial, a avaliação da personalidade e a avaliação das preferências pessoais de cada paciente e converter essa informação em linguagem matemática. Através de algoritmos pré-programados, inicialmente, é criado um desenho bidimensional do sorriso. O software é capaz de transformar automaticamente esse desenho 2D do sorriso num modelo 3D personalizado. A geração do modelo é realizada por uma biblioteca 3D personalizada, desenvolvida especificamente para o REBEL Simplicity. Cada modelo é personalizado de acordo com a configuração dentária proposta.

O sistema **REBEL** é, na realidade, um laboratório virtual que converte o desenho 2D em 3D e cria imediatamente um wax-up digital **(Figura-56).** O 2D é criado relacionando a perceção facial e a personalidade do paciente com o desenho do sorriso, através da aplicação de algoritmos para calcular a combinação óptima da silhueta incisal, do eixo do dente, da dominância dos centrais e da combinação das formas individuais dos dentes, entre milhares de possibilidades. Pode parecer complicado; no entanto, é a forma mais simples de obter um dos melhores enceramentos digitais 3D possíveis **(Figura-57).** O REBEL tem por detrás um software baseado em inteligência artificial muito sofisticado. No entanto, proporciona uma grande simplicidade aos utilizadores finais, os dentistas e os técnicos de prótese dentária.

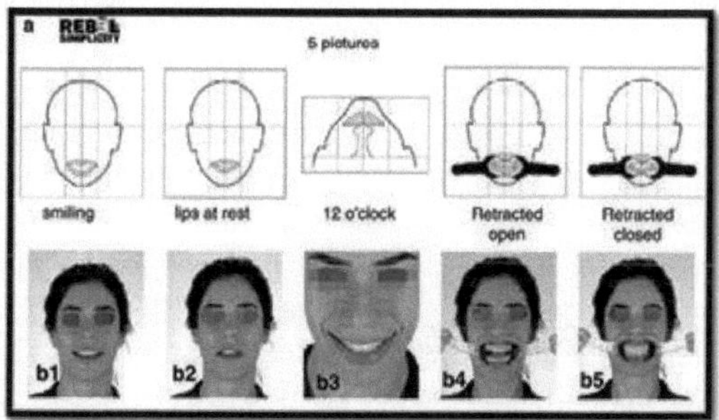


FIGURA-56 (a) O protocolo da fotografia de rosto inteiro. (b1, b2, b3, b4, b5); É necessário tirar cinco fotografias obrigatórias: (1) sorrir; (2) lábios em repouso; (3) posição das 12 horas; (4) boca retraída aberta; (5) boca retraída fechada

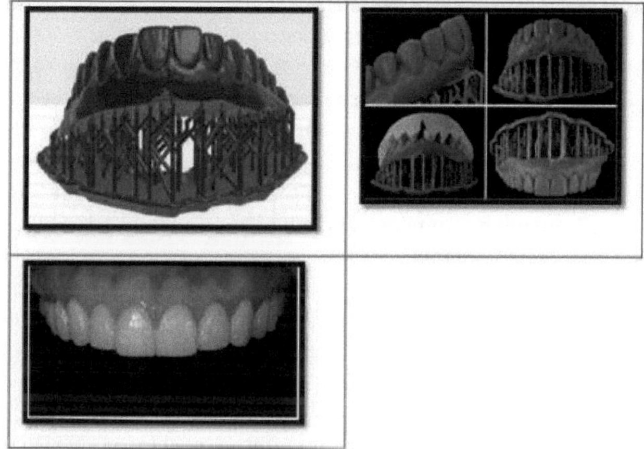

FIGURA-57 Depois de o ficheiro STL ser recebido do laboratório digital REBEL por correio eletrónico, pode ser impresso em 3D.

**K) BIOIMPRESSÃO 3-D**

A bioimpressão é uma técnica utilizada para conceber estruturas biológicas complexas utilizando biotintas. Antes de obter uma perspetiva sobre a bioimpressão 3D do periodonto, é importante compreender a evolução da bioimpressão 3D no domínio da medicina. Após a invenção da Estereolitografia por Hull CW em 1983, foi desenvolvido o conceito de impressão de órgãos humanos.[172] Anteriormente, a máquina descoberta por Hull utilizava lasers UV para gravar as camadas de acrílico em formas, que eram depois empilhadas para formar objectos. O principal inconveniente era o facto de a impressora utilizar códigos escritos para gravar o acrílico, pelo que só eram criadas formas simples. Mais tarde, em 1986, Hull descobriu a tecnologia de impressão 3D e também concebeu os materiais que entram nas impressoras.[173] Na década de 1990, os sistemas 3D foram utilizados para fabricar implantes dentários e próteses personalizadas utilizando materiais como nanocompósitos, plásticos misturados e metais em pó.

No ano 2000, os investigadores do Wake Forest Institute for Regenerative

Medicine [WFIRM] fabricaram um suporte sintético de uma bexiga humana utilizando a tecnologia de bioimpressão 3D.[174] No processo de síntese do andaime, utilizaram as células hospedeiras do recetor para ultrapassar o problema da rejeição do hospedeiro. Após 10 anos de implantação, o paciente não teve complicações graves. Em 2002, também no WFIRM, uma equipa de cientistas dirigida pelo Professor Anthony Atala realizou um projeto de bioimpressão de um rim funcional em miniatura, capaz de filtrar o sangue e produzir urina num modelo animal. Depois, em 2003, Thomas Boland, um cientista da Universidade de El Paso, inventou a sua própria bioimpressora 3D, que utiliza biotintas para imprimir tecidos vivos. Em 2004, o Dr. Forgacs fez a sua estreia com a sua própria bioimpressora, que durante o seu levantamento causou uma grande mudança na comunidade científica. Foi o primeiro dispositivo que permitiu a biodegradação direta em 3D, ou seja, a utilização de células vivas sem a necessidade de construir andaimes.[175]

Em 2006, o Dr. Shinya Yamanaka, galardoado com o Prémio Nobel, descobriu que as células maduras adquiridas a partir de culturas podem ser reorganizadas de novo para um estado de células estaminais. Este facto criou uma revolução no campo da medicina regenerativa e também na bioimpressão 3D. Em 2009, foi criada uma das primeiras bioimpressoras comerciais da Organovo-NovoGen MMX. O seu objetivo era o processo de impressão "sem andaimes". Em 2010, a Organovo-the Bioprinting Company imprimiu o primeiro vaso sanguíneo e atualmente a revolução continua.

Como o termo bioimpressão implica, esse processo envolve a impressão de tecidos vivos. Isto é feito através de uma bioimpressora 3D que utiliza um modelo de desenho assistido por computador **(Figura-58).** Neste modelo, os bioinks são colocados em camadas através de um processo de fabrico aditivo para criar tecidos que imitam os tecidos naturais.[176] As abordagens da bioimpressão 3D são a biomimética, a automontagem autónoma e os blocos de construção de mini-tecidos.

***BIOMIMÉTICA***

Esta é uma das principais abordagens da bioimpressão, em que as estruturas são criadas à semelhança dos tecidos naturais que se encontram nos seres humanos. São úteis no fabrico de tecidos celulares e extracelulares semelhantes aos encontrados nos seres humanos. Envolve a síntese de tecido biológico utilizando os materiais sintéticos que imitam as funções biológicas.

***AUTO-MONTAGEM AUTÓNOMA***

Esta é a segunda abordagem da bioimpressão. A ideia básica da auto-montagem deriva do conceito de embriogénese e organogénese, em que as células proliferam para os seus tecidos de interesse com base em moléculas de sinalização, criando a sua própria matriz extracelular como base para a replicação celular. A principal vantagem é o facto de não necessitar de andaimes. Algumas das deficiências enfrentadas pelos sistemas baseados em andaimes são a imunogenicidade, a má adaptação, etc.

***BLOCOS DE CONSTRUÇÃO DE MINI-TECIDOS***

Esta é a terceira abordagem da bioimpressão. Esta inclui tanto as técnicas de biomimética como de auto-montagem autónoma, em que as estruturas são construídas a partir de componentes de tecidos mini funcionais, organizando-os assim numa estrutura maior com as caraterísticas necessárias.[177]

***TIPOS DE BIOIMPRESSORAS 3D***

As bioimpressoras 3D são máquinas que funcionam através de vários mecanismos, como o processamento de luz direta, a modelação por deposição fundida, a impressão a jato de tinta, a impressão por extrusão e a impressão assistida por laser.

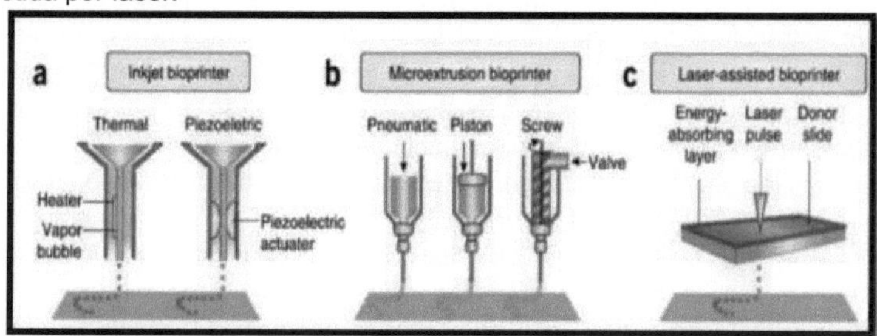


FIGURA-58 MÉTODOS DE BIOIMPRESSÃO 3D-A) IMPRESSORA A JACTO DE TINTA COM MEDIAÇÃO TÉRMICA E PIEZOELÉCTRICA, B) IMPRESSORA DE MICROEXTRUSÃO, C) IMPRESSORA ASSISTIDA POR LASER

**BIOIMPRESSORAS A JACTO DE TINTA**

Esta foi a primeira tentativa de bioimpressão. Neste método de bioimpressão, os dados do computador são enviados para a impressora e esta reproduz-se no substrato utilizando gotas de tinta como técnica sem contacto. Estas impressoras são de três tipos: térmicas, piezoeléctricas e mecânicas. O cartucho está cheio de tinta biológica e, durante o processo, é forçado a passar através de um reservatório microfluídico para um bocal de saída. O problema inicial envolvido durante o processo de impressão foi o facto de as células morrerem durante a impressão devido à secagem imediata do substrato.

Este problema foi ultrapassado através do encapsulamento das células em polímeros-hidrogéis altamente hidratados. Nas impressoras térmicas de jato de tinta, a cabeça de impressão é aquecida por um calor elétrico que produz pressão para forçar a saída da tinta biológica do bocal.[178] Nas impressoras de jato de tinta piezoeléctricas, quando é aplicada uma tensão ao material piezoelétrico, este muda de forma e produz ondas acústicas para forçar a biotinta a formar gotículas a intervalos regulares. Nas impressoras de jato de tinta mecânicas, a aplicação de pressão força a saída da tinta biológica do bocal.[179]

**BIOIMPRESSÃO POR MICROEXTRUSÃO**

Neste método, a impressora inclui um sistema de distribuição de fluido e um sistema robótico automático para o processo de extrusão do líquido e bioimpressão da estrutura. Este sistema é composto por um sistema pneumático ou de parafuso ou de pistão ou de solenoide. Os sistemas de pistão e de parafuso funcionam mecanicamente para exibir a pressão necessária para ejetar a tinta biológica, enquanto o sistema pneumático utiliza ar sob pressão para o processo. Esta é uma técnica promissora para criar estruturas biomiméticas.[180] A principal vantagem deste processo é a sua capacidade de imprimir utilizando biotintas com elevadas densidades celulares. Os inconvenientes são a sua resolução limitada e o facto de exigir uma pressão elevada para a extrusão de biotintas pouco viscosas, o que pode levar à morte das células.[181]

**BIOIMPRESSÃO ASSISTIDA POR LASER (LABORATÓRIO)**

Neste método, é utilizado um laser para a deposição da tinta biológica no substrato. Os impulsos de laser são dirigidos através de uma "fita" que contém a tinta biológica e esta fita é suportada por uma camada de titânio ou ouro que absorve e transfere a energia para a fita. A tinta biológica e as células são suspensas na parte inferior da fita e, quando vaporizadas pelo impulso do laser, criam uma bolha de alta pressão que exerce uma pressão sobre o biomaterial, forçando assim o líquido em direção ao substrato.

A bioimpressão assistida por laser (LAB) é uma técnica sem andaimes que deposita biomateriais em alta resolução. Uma vez que se trata de um método sem bocal, elimina-se o inconveniente da obstrução do biomaterial. É adequado para biotintas com uma gama variável de viscosidades. A principal desvantagem do LAB é o facto de a presença de camadas absorventes metálicas produzir resíduos metálicos na estrutura formada e de o LAB ser muito dispendioso.

***APLICAÇÃO DA INTELIGÊNCIA ARTIFICIAL EM BIOTINTAS DE PERIODONTIA***

Uma vez que a bioimpressão é o processo que envolve a impressão de tecidos vivos, a impressora necessita essencialmente de uma tinta biológica para imprimir os tecidos. Por conseguinte, as biotintas são materiais necessários para imprimir os tecidos vivos. As propriedades importantes da biotinta devem ser biocompatíveis, não tóxicas, imprimíveis, capazes de resistir a tensões mecânicas, com boa memória de forma, capazes de se alimentar das células e de melhorar as actividades metabólicas das células.[182]

Os bioinks são normalmente compostos por polímeros naturais, polímeros sintéticos ou uma combinação de ambos. As células vivas utilizadas na impressão 3D requerem um ambiente aquoso específico para manter as funções celulares a um pH adequado, para a difusão dos nutrientes essenciais e do oxigénio, para criar uma matriz extracelular, um ambiente não tóxico e para permitir que as células impressas formem novos tecidos. Esse ambiente é proporcionado pelos materiais conhecidos como hidrogéis **(Quadro 7).**[183]

Os hidrogéis são feitos de componentes da matriz extracelular, como o colagénio e o ácido hialurónico, que permitem o crescimento de células estaminais. Uma vez que os hidrogéis se encontram no estado líquido do polímero, são insuficientes para suportar camadas sucessivas de células durante o processo de impressão; para ultrapassar estas limitações, são utilizadas técnicas mais recentes para reforçar os hidrogéis, tais como nanocompósitos, bio-ligações supramoleculares, redes interpenetrantes, funcionalização de polímeros e reforço termoplástico.

| BIOINKS | DESCRIÇÃO | VANTAGENS | DESVANTAGENS |
|---|---|---|---|
| Agarose | • É um polissacárido marinho retirado | Devido à sua propriedade de formação de gel, | • Fornece apoio limitado ao crescimento celular. |

| | | | |
|---|---|---|---|
| | de algas marinhas. • O dissacáridos D-galactose e 3,6 | tem uma vasta gama de utilizações no domínio biomédico. Possui boa resistência mecânica. | • Célula pobre adesão. Não degradável. |
| | A anidro L-galacto piranose forma a espinha dorsal desta agarobiose. | Biocompatível. | |
| Alginato | É um polímero natural derivado de algas castanhas. Também conhecido como algina ou ácido algínico. Composto por monómeros como o ácido alfa-L-gulurónico e o ácido (1-4) beta D-manurónico. | Tem uma boa propriedade de formação de gel e uma boa resistência à flexão. Elesimbibe água e outras moléculas por forças capilares que permitem às células crescimento. | Tem lento cinética de degradação. Fraca adesão celular. |
| Quitosano | Trata-se de um polissacárido catiónico derivado de biomaterial quitina que se encontra nas células do camarão e de outros crustáceos. | Elevada biocompatibilidade. Propriedades anti-bacterianas. Biodegradável. Forma hidrogéis estáveis com boa afinidade celular e resistência mecânica. | Tem uma taxa de gelificação lenta. |
| Colagénio | É o principal componente proteico estrutural da matriz extracelular. Encontrada na pele e conectivo | Tem boas propriedades biomiméticas. Biocompatível. Permite a remodelação celular. | Tem fracas propriedades mecânicas, pelo que necessita de ser reticulado com outros biomateriais. |
| | tecidos. | | |

| Fibrina | Fibrinis sintetizado a partir do fibrinogénio por ação enzimática da trombina. Trata-se de uma proteína presente no sangue. | Boa biocompatibilidade. Biodegradável. | Hasa fraco propriedades mecânicas. Tem uma capacidade de impressão limitada. |
|---|---|---|---|
| Celulose | Itisa polissacarídeo obtido a partir de celulose. Os CMCs são utilizados como hidrogéis por modificando seus propriedades celulares. | Melhorou a viabilidade celular. Biocompatível. A mistura com biovidro tem boas propriedades mecânicas. | Falta de propriedade de diluição por cisalhamento e encolhimento estrutural na secagem. |
| Seda | A fibroína da seda é um biopolímero natural extraído do Bombyx mori. | Utilizada no método de impressão digital de processamento de luz. A seda de aranha tem uma boa resistência mecânica. Tem uma boa capacidade de impressão e mantém células estaminais mesenquimais viáveis | A aplicação de forças de cisalhamento elevadas provoca alterações conformação antes da extrusão impressão. |
| Gelatina | É um produto natural à base de proteínas biomaterial obtido a partir de hidrólise parcial | É biocompatível. É solúvel em água. Tem boas propriedades de fluidez | Fraca fidelidade da forma. A sua rigidez é limitada. |
| | de colagénio. | quando misturado | |

| | | com outros bioinks. | |
|---|---|---|---|
| Grafeno | O grafeno é um alótropo de carbono sob a forma de uma única camada de átomos numa forma 2Dhexagonal treliça. | O grafeno 3D é composto por mais de 90% de grafeno flexível, condutor e um material biocompatível. | Suscetível de ambientes oxidativos. Bastante tóxico na natureza. Baixa relevância biológica. |
| Ácido hialurónico | É um biomaterial natural que se encontra normalmente nas cartilagens e no tecido conjuntivo. | Aumenta o proliferação de células. altas aumenta a concentração da célula viabilidadee estabilidade. | Tem baixa resistência mecânica e tem uma gelificação lenta propriedade. |
| Hidroxiapatite | Biomaterial natural encontrado nos dentes e nos ossos. | Fornecer alta força e rigidez | Itofferslow possibilidade de impressão e tecido limitado especificidade. |
| Agregados celulares | Célula esférica agregados como esferóides são utilizado como bioink para o processo de impressão 3D. Estes esferóides celulares são colocados em camadas para formar um suporte e | Promovem célula boa proliferação, diferenciação e migração. Mantêm as células viabilidade. | Baixa resolução e limitações na espessura do tecido. |
| | fundem-se através de um processo de auto-montagem. | | |
| PCL/PLA/ PLGA | Estes são biomateriais sintéticos | PCL-ithas maior flexibilidade na | Baixa adesão celular e baixa adesão celular |

| | termoplásticos.<br>PCL- Poliéster biodegradável de policaprolactona.<br>São hidrofóbicos e semi cristalino natureza. P LA-<br>O ácido poliláctico é um termoplástico amorfo e cristalino. natureza. | administração de medicamentos e utilizado como suporte para impressão 3D.<br>PLA-ite biodegradável, biocompatível e fácil de processar. Facilmente metabolizado no corpo.<br>PLGA - a ser utilizado como um copolímero eficaz com PLA. | proliferação. |
|---|---|---|---|

QUADRO-7 TIPOS DE BIO-LIGAÇÕES

### *ETAPAS DA BIOIMPRESSÃO 3D*

**Pré-bioimpressão**: É o primeiro passo no processo em que a estrutura a ser impressa é projectada e modelada como uma estrutura 3D utilizando a Tomografia Computorizada (TC) e os exames de ressonância magnética.

Todos os pormenores são registados e é feita uma reconstrução tomográfica das imagens para que sejam impressas **(Figura 59).** Posteriormente, as biotintas são preparadas por isolamento a partir de tecidos vivos e deixa-se que se multipliquem.

**Bioimpressão:** É o processo de impressão em que as estruturas projectadas têm de ser impressas utilizando as impressoras. Aqui, as biotintas são introduzidas nos cartuchos da impressora e, com base no modelo digital, as células são acumuladas em camadas **(Figura 60).**

**Pós-bioimpressão**: O processo de pós-bioimpressão envolve a manutenção da integridade mecânica e da função da estrutura impressa em 3D. Controlam a remodelação e o crescimento dos tecidos através do envio de sinais e, recentemente, a evolução das tecnologias de biorreactores provocou uma rápida maturação dos tecidos, a vascularização dos tecidos e aumentou a taxa de sobrevivência dos transplantes. Dependendo do tipo de tecido, os bioreactores são diferentes.

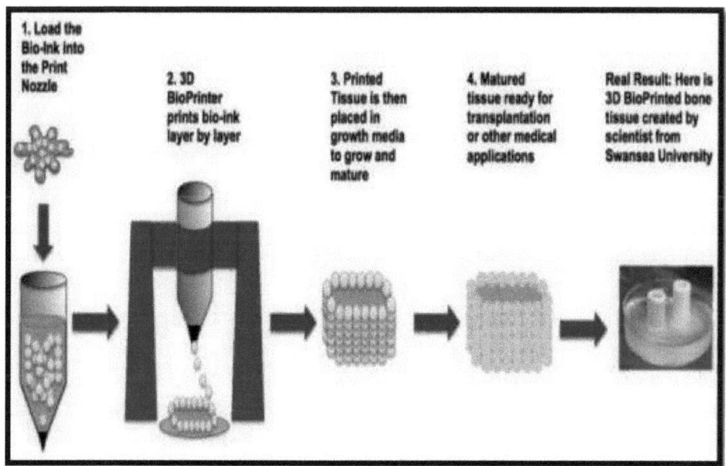


A FIGURA 59 REPRESENTA A DISPOSIÇÃO DAS CÉLULAS EM CAMADAS DURANTE O PROCESSO DE BIOIMPRESSÃO.

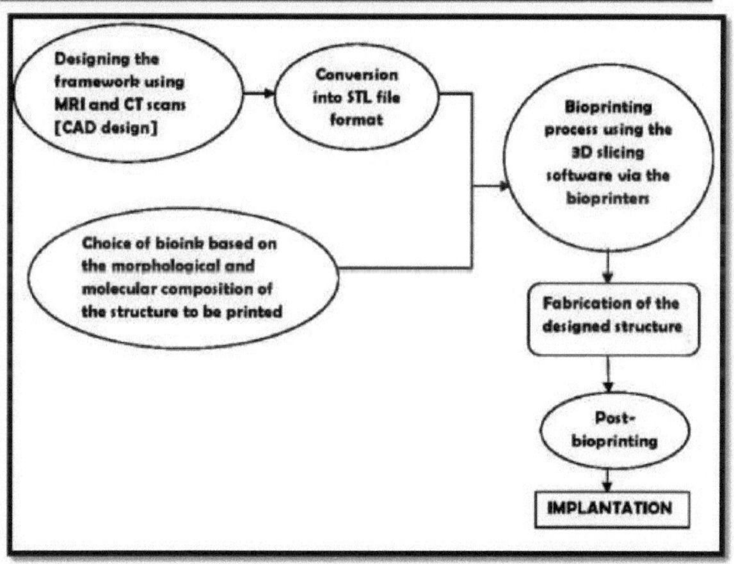


FIGURA-60 O FLUXOGRAMA DESCREVE O PROCESSO INDIVIDUAL PROCESSOS QUE ESTÃO ENVOLVIDOS NA BIOIMPRESSÃO PROCESSO

Na medicina dentária, há uma utilização emergente desta tecnologia de bioimpressão 3D para as suas diversas aplicações e prova fornecer opções de tratamento bem sucedidas para os pacientes. Neste artigo, discutimos brevemente a regeneração do complexo periodontal no campo da

periodontologia. Em periodontologia, os tecidos periodontais têm uma organização complexa que requer construções de biomateriais multicamadas para restaurar a integridade estrutural e funcional na interface osso-ligamento. A periodontite, uma doença inflamatória em resposta a agentes patogénicos periodontais, afecta o periodonto causando a destruição dos tecidos.[184]
Por conseguinte, a necessidade de procedimentos de regeneração periodontal está a aumentar. Por conseguinte, estão em curso muitas investigações clínicas no domínio da bioimpressão 3D para restaurar as estruturas periodontais perdidas nos indivíduos que sofrem de periodontite. As estruturas do periodonto são bastante complexas em termos de morfologia e requerem conhecimentos técnicos especiais no processo de impressão. Uma vez que as estruturas periodontais apresentam porosidades e resistências diferentes, é necessária uma tecnologia mais precisa para bioimprimir as estruturas com exatidão. No entanto, a utilização da tecnologia de fabrico aditivo permite a impressão de estruturas com boa mecânica e porosidades exactas, uma vez que permite a utilização de recursos de alteração do espaçamento e da espessura das linhas e da resolução. Num estudo de caso realizado por Rasperini G, et al, foi utilizado um andaime bioreabsorvível impresso em 3D no tratamento de um defeito periodontal e esta foi a primeira aplicação de um andaime personalizado impresso em 3D no campo da periodontia. Mas, para nossa catástrofe, este caso foi um fracasso ao fim de 13 meses, o que levou à remoção cirúrgica do scaffold.
Isto deveu-se ao facto de os investigadores terem utilizado apenas PCL, o que causou a deiscência da ferida devido à lenta taxa de degradação do tecido e levou a uma regeneração mal sucedida do tecido devido à sua afinidade celular inferior. Por conseguinte, os cientistas chegaram à conclusão de que deveriam utilizar biotintas com uma taxa de reabsorção mais rápida ou que o PCL deveria ser incorporado em dispositivos de longa duração, como os parafusos de titânio. Mas acredita-se firmemente que este estudo abriu caminho para mais investigação no domínio da medicina regenerativa oral para melhorar as estruturas bioimpressas 3D personalizadas. O principal objetivo dos investigadores consiste na produção de estruturas multifásicas para a regeneração periodontal, que inclui o ligamento periodontal, o cemento e o osso alveolar. Após vários estudos, os autores defenderam a utilização de uma variedade de biomateriais, para além do PCL, para a regeneração periodontal utilizando modelos animais. Num estudo efectuado por **Rasperini G, et al.**[182], sugeriram que a utilização de biocerâmicas fosse bem sucedida em procedimentos de aumento do seio e do osso. O trabalho de investigação de Carrel JP, et al. num modelo animal de ovelha para um procedimento de aumento ósseo vertical utilizou um andaime impresso em 3D feito de cerâmica bifásica - hidroxiapatite e fosfato alfa tricálcico - e comparou-o com o osso bovino e o fosfato beta-tricálcico particulado.
Verificou-se que a cerâmica bifásica era superior e proporcionava uma boa integridade mecânica sem necessidade de membranas. A utilização de bio-cerâmicas é recomendada para a regeneração do osso alveolar e, para a regeneração em zonas que não suportam stress, o colagénio pode ser utilizado como biomaterial de eleição. A quitosana é considerada um dos melhores bioink

em procedimentos regenerativos, uma vez que é biocompatível, biodegradável, antibacteriana e hidrofílica por natureza. Num estudo recente de **Tayebi L, et al.**[181] , imprimiram em 3D uma membrana feita de gelatina, elastina e hialuronato de sódio, que se verificou ser biocompatível e bioreabsorvível e que também proporcionou integridade mecânica e caraterísticas cirúrgicas necessárias, como a suturabilidade, para a sua aplicação em procedimentos de regeneração de tecidos guiados.

Por conseguinte, utilizando as técnicas de bioimpressão 3D e a disponibilidade de uma vasta gama de biomateriais, é mais fascinante criar atualmente inovações nos procedimentos de regeneração periodontal

**L) TERAPIA COM IMPLANTES**

A implantologia dentária registou um avanço exponencial em todo o mundo nas últimas décadas. A implantologia mudou a face da medicina dentária, especialmente para a reabilitação de pacientes com edentulismo único, parcial ou completo. A literatura tem sido abundante em relatórios sobre as melhorias na qualidade de vida global do doente após o tratamento com implantes.[185] A investigação contínua e as tecnologias avançadas melhoraram as taxas de sucesso e de sobrevivência dos implantes. No entanto, os avanços neste campo vieram acompanhados da sua quota-parte de complicações, tais como peri-implantite, complicações protéticas e problemas com superestruturas ou com o implante. A gestão das complicações dos implantes é uma tarefa desafiante, tal como salientado por **Hanif et al.**[186] A IA está a influenciar a implantologia dentária em áreas como o planeamento do tratamento, a distinção entre marcas de implantes, a inovação do design, a previsão de resultados e as cirurgias assistidas por robôs.

***Ajudar no planeamento do tratamento***

As tomografias de feixe cónico (CBCT) são a norma de ouro para o planeamento de implantes dentários em todo o mundo. Os médicos dentistas generalistas podem não ter as competências necessárias para avaliar as tomografias CBCT para um planeamento detalhado dos implantes e identificação das estruturas anatómicas. A IA pode contribuir para resolver este problema. Bayrakdar et al. utilizaram o DL para o planeamento de implantes dentários em imagens de TCFC e observaram um sucesso limitado com o mesmo.[187] Sugeriram que são necessários estudos mais extensos para treinar o modelo de IA para medições da altura e espessura do osso. **Moufti et al.** compararam a segmentação efectuada por um modelo de IA e por um investigador humano para uma área edêntula mandibular delimitada por dentes e observaram uma precisão aceitável do modelo de IA.[188]

Esta é a primeira fase do planeamento de implantes, e a automatização da avaliação do nível ósseo numa TCFC tem potencial para reduzir o tempo e os custos totais necessários para o tratamento com implantes dentários. Resultados semelhantes foram também obtidos por **Fontenele et al.** para a segmentação do osso alveolar da região alveolar maxilar.[189] No entanto, observaram que a segmentação manual

***A APLICAÇÃO DA INTELIGÊNCIA ARTIFICIAL NA <u>SEGMENTAÇÃO</u> PERIODONTICA*** teve uma taxa de precisão ligeiramente superior e o tempo necessário para o modelo de IA foi 116 vezes inferior ao da abordagem manual. Embora a medição da altura e largura do osso para colocação de implantes por IA tenha tido um sucesso limitado, a investigação afirma que a IA pode servir como uma ferramenta valiosa para a deteção de pontos de referência anatómicos. **Kwak et al.** registaram o êxito da deteção do canal mandibular utilizando um modelo CNN profundo.[190] Afirmaram que a IA pode servir como uma ferramenta fiável para a determinação do canal e desempenhar um papel significativo no planeamento de implantes no futuro. Resultados semelhantes foram também observados por **Oliveira-Santos et al.** onde o canal mandibular, juntamente com a sua variação (ansa anterior), foi determinado pela IA com elevada precisão.[191]

Para a segmentação do seio maxilar, o modelo de IA utilizado por **Morgan et al.** proporcionou uma segmentação automática consistente, o que pode permitir a reprodução precisa de modelos 3D para diagnóstico e planeamento do tratamento.[192] A implantologia orientada para a prótese requer uma colocação 3D precisa do implante dentário. Atualmente, a utilização da IA pode ser uma mais-valia para o planeamento do tratamento em implantologia, ajudando os médicos no processo de tomada de decisões. É necessária mais investigação para que o modelo de IA possa ser utilizado no planeamento 3D do futuro implante dentário.

***Deteção/Reconhecimento do tipo/marca do implante***

Existem várias marcas de implantes disponíveis atualmente em todo o mundo. Estes implantes têm diferentes pilares e diferentes componentes protéticos. Em caso de complicações com os implantes ou as suas superestruturas, são necessários procedimentos protéticos, cirúrgicos ou periodontais adicionais. Durante estas consultas de resolução de problemas, são necessárias informações adicionais, como o fabricante do implante, o diâmetro, o comprimento, a plataforma e o tipo de pilar.

Esta informação é facilmente acessível se o tratamento com implantes tiver sido efectuado pelo mesmo médico. Se os procedimentos tiverem sido realizados noutra clínica e o prestador do tratamento não puder ser contactado, pode ser difícil ou mesmo impossível obter esta informação.

A utilização da IA para a deteção de marcas de implantes é uma solução potencial para este problema cada vez mais complexo. Atualmente, na prática clínica, já existem dois sistemas de deteção de implantes. O primeiro sistema utiliza um sítio Web (www.whatimplantisthat.com) que contém uma base de dados de radiografias de diferentes marcas de implantes, em que os dentistas têm de verificar se as suas imagens radiográficas correspondem à imagem do sítio Web. O segundo sistema desenvolvido por **Michelinakis et al.** utiliza um questionário sobre as caraterísticas do implante e exige que os dentistas façam corresponder as respostas à base de dados para identificar o implante.[193] No entanto, ambos os sistemas exigem que o médico faça corresponder a imagem radiográfica à base de dados, aumentando assim o elemento de erro humano no processo de identificação. A vantagem da IA é que o computador identifica o implante em vez do dentista.

As CNN da família DL podem identificar imagens através da formação de um algoritmo de identificação no qual podem detetar as hierarquias espaciais de caraterísticas, tais como arestas, texturas e formas. Foram realizados vários estudos com um número diversificado de DIS e conjuntos de dados variáveis para testar a precisão da IA na deteção de imagens. Um estudo multicêntrico que avaliou 156.965 radiografias panorâmicas e periapicais realizado por Park et al. observou uma elevada precisão para ambas as radiografias 2D.[194]

Foram obtidos resultados semelhantes em vários outros estudos.[195] Todos estes estudos, apesar de registarem a elevada precisão do modelo de IA na identificação de DIS, sugeriram a expansão do conjunto de dados para incorporar mais imagens de marcas de implantes para obter resultados mais precisos. No entanto, os resultados de todos estes estudos não podem ser co-relacionados, uma vez que foram efectuados em condições diferentes, com modelos CNN diferentes, números variados de imagens de treino e de teste e marcas de implantes diferentes. Os principais sistemas de implantes variam em diferentes partes do mundo. A criação de uma base de dados exacta para cada implante é a necessidade do momento.

A formação de um modelo DL de base regional para verificação da exatidão é também muito importante. Adesão à ética médica durante a utilização de grandes volumes de dados,

***APLICAÇÃO DA INTELIGÊNCIA ARTIFICIAL NA PERIODONTIA*** para a construção de um sistema global de classificação de implantes dentários, contribuirá efetivamente para os cuidados dentários em todo o mundo.

***Desenvolvimento de novas concepções de implantes***

Foram realizados alguns estudos que aplicaram um modelo de IA para a otimização do design de implantes utilizando a análise de elementos finitos (FEA). A FEA é um modelo matemático que determina o comportamento mecânico dos implantes dentários, especialmente a concentração de tensões na interface implante-osso.[196] **Li et al.** desenvolveram um modelo de IA para medir a tensão na interface implante-osso, considerando o comprimento do implante, o comprimento da rosca do implante e o passo da rosca.[197] Este modelo, em comparação com o modelo FEA, registou uma redução de 36,6% da tensão na interface.

**Roy et al.** propuseram modificar a geometria do implante (comprimento, porosidade e diâmetro do implante) com uma combinação de RNAs e algoritmos genéticos para obter a micro-deformação desejada na junção implante-osso.[198] **Zaw et al.** utilizaram um método de base reduzida para treinar um modelo de rede neural para medir com precisão o módulo de elasticidade da interface osso-implante.[199] É necessária mais investigação para melhorar a aplicabilidade da IA no desenvolvimento de novas concepções de implantes com mais estudos in vitro, em animais e clínicos.

***Previsão dos resultados do tratamento em Implantologia***

Uma vez que os implantes dentários continuam a ser a modalidade de tratamento preferida tanto pelos pacientes como pelos médicos, as complicações dos implantes também estão a aumentar. As complicações com implantes conduzem a um aumento dos custos e a procedimentos adicionais, tanto para o doente como para o médico. É difícil prever a perda de implantes ou as suas complicações, uma vez que existem muitos factores de risco envolvidos, tais como as caraterísticas do paciente, o tipo e a qualidade do osso alveolar, o tipo de implante e o plano cirúrgico.

A falha ou perda de implantes é geralmente prevista pelos médicos com base nos seus conhecimentos e experiência clínica. A previsão dos resultados do tratamento em implantologia é a necessidade do momento e a IA tem potencial para dar um contributo importante neste domínio. A literatura neste domínio é atualmente muito limitada, com apenas artigos singulares com um acompanhamento muito limitado. Ainda não foram publicadas quaisquer revisões sistemáticas e meta-análises sobre a previsão de resultados de tratamentos em implantologia. **Lyakhov et al.** propuseram um modelo de rede neural para prever as taxas de sobrevivência de implantes dentários unitários, analisando os factores estatísticos dos pacientes.[200] Formularam a sua base de dados com base nas histórias de casos e na condição clínica do paciente. O seu modelo registou uma taxa de precisão de 94,48% para a sobrevivência de um único implante. No entanto, concluíram que este modelo não pode ser utilizado de forma independente para a tomada de decisões, mas pode certamente ajudar o médico como ferramenta de diagnóstico em implantologia.

**Oh et al.** observaram que a osteointegração de implantes dentários pode ser prevista até certo ponto por IA com radiografias simples e pode complementar os métodos de determinação da osteointegração existentes.[201] Sete modelos DL diferentes compararam dois grupos de implantes - um que foi imediatamente colocado e os outros foram radiografados após uma osteointegração bem sucedida. Cha et al. utilizaram um modelo ML para medir a perda de osso peri-implantar em radiografias periapicais.[202] Embora acreditassem que o modelo poderia ajudar os clínicos a diagnosticar e classificar a peri-implantite, no estudo atual, não encontraram qualquer diferença estatisticamente significativa entre os níveis de perda óssea calculados pelos dentistas e o modelo de IA.

***Cirurgia robótica de implantes***

A integração da robótica e da IA na medicina dentária é designada **por "dentrónica"**. A colocação cirúrgica precisa de um implante dentário é essencial para evitar quaisquer complicações tanto na fase cirúrgica como na fase protética **(Figura- 61).** Em 2017, a Food and Drug Administration (FDA) aprovou o assistente cirúrgico robótico para a colocação de implantes dentários. Com base em exames de CBCT, a posição do implante é planeada pelo dentista e o braço robótico realiza a cirurgia com o dentista a observar o procedimento em tempo real - o que dá ao dentista a flexibilidade de alterar quaisquer angulações no intraoperatório. O dentista realizou um caso deste tipo na China em 2017, em que dois implantes foram colocados num doente por um robô sem qualquer intervenção. Foram publicados na literatura vários relatórios clínicos em que foram colocadas implantes com êxito através de robots.[203]

Uma razão provável para a robótica ser uma área com pouca procura na medicina dentária é a falta de conhecimentos especializados. Além disso, a investigação neste domínio exige a colaboração entre dentistas e engenheiros. A utilização da IA pode contribuir para o aparecimento da robótica na implantologia dentária. A IA pode analisar grandes conjuntos de dados de pacientes para ajudar no diagnóstico e no planeamento do tratamento, optimizando assim o processo de implantação.

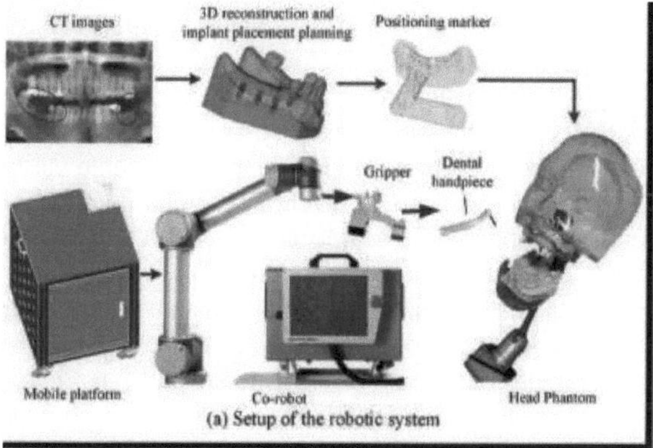


FIGURA-61 CONFIGURAÇÃO ROBÓTICA PARA CIRURGIA DE IMPLANTES

**M) LOCALIZAÇÃO DO CEJ**

A junção cemento-esmalte (CEJ) é a região anatómica na superfície do dente onde o cemento encontra o esmalte na região cervical do dente. A JCE é um marco de referência estável utilizado para medir o estado periodontal, incluindo o nível gengival, o nível de inserção clínica e a crista óssea alveolar. A importância da JCE é fundamental não só para monitorizar a saúde, mas também para medir o estado da doença, como a recessão gengival que normalmente acompanha a perda de osso alveolar, o que pode, em última análise, levar à perda do dente.[204] Os factores que contribuem para a recessão gengival podem ser infeção periodontal, má oclusão, movimento dentário excessivo, trauma gengival ou insulto químico,[205] entre os quais a doença periodontal é a mais comum.

De acordo com **Eke**,[206] quase 50% dos adultos americanos têm periodontite, e esta taxa é mais elevada na população idosa. É de grande importância monitorizar o estado periodontal, especialmente naqueles com doença periodontal. Assim, a identificação da JCE e sua distância da crista óssea alveolar (CAA) desempenham um papel importante para estimar a perda óssea em pacientes com doenças periodontais e para monitorar os níveis de osso alveolar no tratamento ortodôntico.

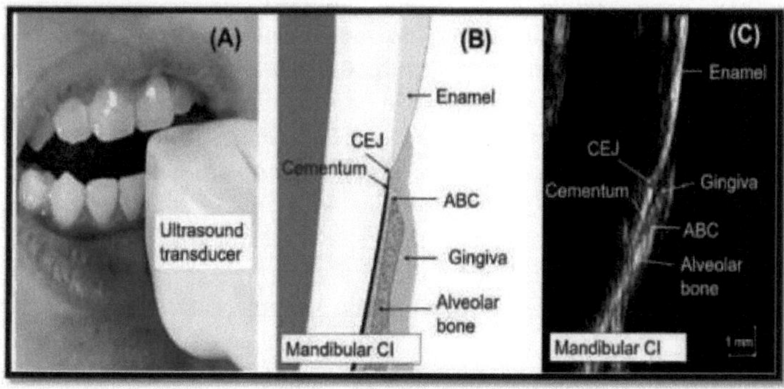

FIGURA-62 (A) Varredura de ultrassom na superfície vestibular de um incisivo central mandibular esquerdo. (B) Um diagrama esquemático mostra as estruturas dento-periodontais (C) Marcação manual da JCE.

Os tecidos periodontais podem ser remodelados ao longo da vida, mas a posição da JCE nunca é alterada. Assim, a JCE tem sido amplamente utilizada como um marco importante na determinação do nível de inserção para os tecidos duros e moles.[207] A deteção do nível de inserção periodontal é tipicamente medida por sondagem clínica ou em radiografias intra-orais.

O nível de inserção clínica, por exemplo, é definido como a distância entre a JCE e a extremidade mais apical da sonda ao sondar o sulco gengival, e a distância é geralmente considerada como um dos indicadores mais importantes para examinar o estado periodontal.[208] No entanto, este método não é exato, uma vez que o resultado pode depender da escolha do local de sondagem, da espessura da sonda, da pressão aplicada durante a sondagem e do estado de inflamação gengival. Além disso, o cálculo subgengival pode impedir a sonda de penetrar na profundidade da bolsa periodontal, o que leva a medições incorrectas, subestimando o valor real. Uma sondagem incorrecta pode levar à propagação da infeção, o que deteriora ainda mais o estado periodontal.[209]

A ultrassonografia intra-oral é uma modalidade de imagem emergente na medicina dentária e apresenta um enorme potencial em relação às actuais tecnologias de imagem clínicas ou baseadas em raios X. A radiografia intra-oral tem uma dose baixa, mas não consegue visualizar a junção cementária nos lados vestibular e lingual devido à sobreposição de tecidos nas imagens 2D. A TCFC é atualmente a única modalidade de imagiologia clínica que pode reconstruir imagens livres de tecidos sobrepostos, à custa de uma elevada exposição dos pacientes à radiação. Não existe um nível seguro de exposição a radiações ionizantes que apresente um risco zero de malignidade induzida por radiações. O scanner de CBCT é dispendioso, estacionário e requer algum espaço dedicado na clínica para a sua instalação.

A sala do scanner necessita de blindagem de chumbo para proteção do pessoal contra a radiação e os doentes necessitam de avental de chumbo durante a exposição, o que torna o custo de capital dispendioso e o procedimento de imagiologia moroso. Pelo contrário, o aparelho de ultra-sons é um aparelho de baixo custo, portátil, de mão, isento de radiação ionizante e capaz de obter imagens dos tecidos periodontais **(Figura 62).** As imagens de ultrassom das estruturas periodontais foram relatadas em literatura anterior[210] mas, até recentemente, o ultrassom não era usado rotineiramente como uma ferramenta de imagem para avaliação periodontal. Estudos recentes demonstraram que as medições por ultra-sons do periodonto dos suínos tinham uma precisão de 93% em comparação com o padrão de referência de ouro, a micro-CT,[211] e eram comparáveis às medições CBCT de dados humanos.

Uma publicação mais recente demonstrou o potencial dos ultra-sons no diagnóstico periodontal. No entanto, a identificação das estruturas periodontais numa imagem de ultra-sons é uma tarefa difícil para os clínicos dentários, uma vez que não possuem conhecimentos e experiência suficientes na interpretação de imagens de ultra-sons, sendo o obstáculo agravado pelo facto de as imagens de ultra-sons terem normalmente uma baixa relação contraste/sinal. Os algoritmos de inteligência artificial, como as redes neuronais convolucionais profundas (CNN), demonstraram um progresso significativo na identificação de padrões complexos de dados em grande escala e fornecem uma avaliação quantitativa das caraterísticas das caraterísticas **(Figura-63).**

O desempenho de diagnóstico, a precisão e a inteligência dos algoritmos das CNN profundas estão a avançar para níveis de especialização humana, passando de uma ferramenta de "segunda opinião" para um papel mais colaborativo.[212] A aplicação das CNN profundas no domínio da medicina dentária está a emergir rapidamente, com o número de artigos publicados anualmente a aumentar gradualmente.

Algumas das aplicações da CNN são a etiquetagem de dentes em imagens CBCT para identificação forense, a deteção e o diagnóstico de cáries dentárias em radiografias periapicais, a identificação de perda óssea periodontal em radiografias dentárias panorâmicas, a deteção de lesões de manchas brancas em imagens fotográficas dentárias,[213] e a segmentação do osso alveolar em ultra-sons.

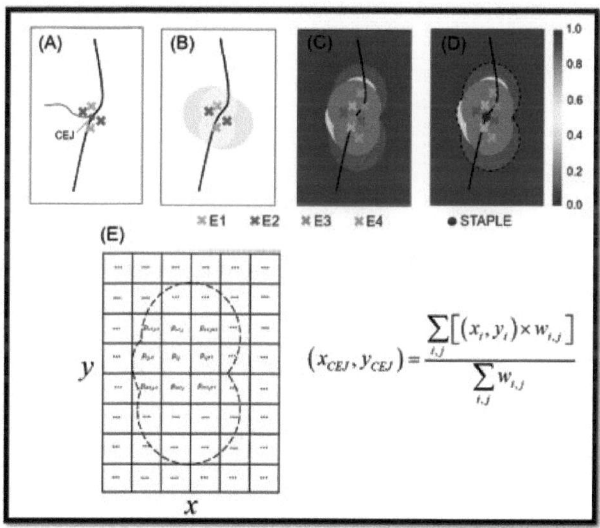


FIGURA-63 Ilustração esquemática do algoritmo STAPLE para a estimativa do CEJ de uma imagem. (A) Um exemplo que mostra dois pares de posições CEJ anotadas manualmente por dois avaliadores (2 marcadores de cruz azuis e 2 amarelos). A curva preta sólida indica a superfície do esmalte e do cemento. (B) Um par de círculos sobrepostos é automaticamente calculado para cada avaliador, com os centros nas localizações das JCEs anotadas manualmente e o raio sendo a diferença média intra-avaliador. São mostrados dois pares de regiões circulares sobrepostas com 4 centros que correspondem a 4 localizações da JCE estimadas por dois avaliadores. (C) A saída do algoritmo STAPLE com (B) como entrada. A figura mostra o mapa de probabilidade posterior estimado da verdadeira localização do CEJ. Os limites das zonas coloridas são os contornos de iso verosimilhança. As localizações do CEJ marcadas manualmente também são mostradas para referência. (D) O mesmo mapa de probabilidade posterior que em (C) com o CEJ estimado pelo STAPLE indicado (marcador cruzado azul escuro).

CAPÍTULO 14

# ANÁLISE DA LITERATURA SOBRE A APLICAÇÃO ACTUAL DA INTELIGÊNCIA ARTIFICIAL NA PERIODONTITE

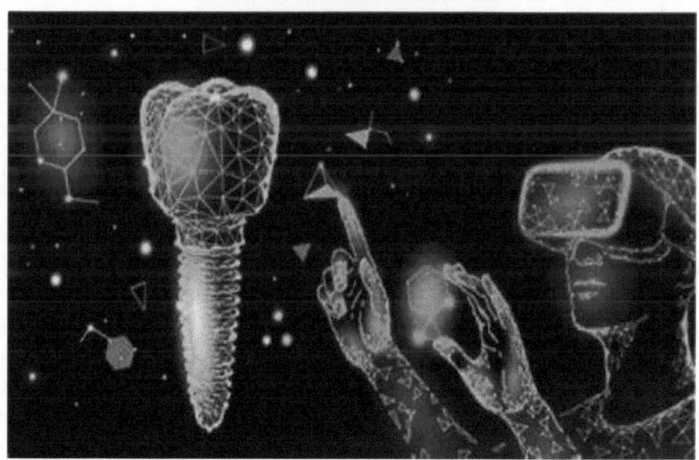

**ANÁLISE DA LITERATURA SOBRE A APLICAÇÃO ACTUAL DA INTELIGÊNCIA ARTIFICIAL NA PERIODONTITE**

**Lerner H, Mouhyi J, Admakin O et al (2020)** No seu estudo propuseram (1) digitalização intra-oral da posição do implante; (2) desenho do pilar individual e da coroa temporária utilizando software de desenho assistido por computador (CAD); (3) fresagem do pilar de zircónia e da coroa temporária de polimetilmetacrilato (PMMA), com cimentação extra-oral do pilar de zircónia na base de ligação relativa de titânio, para gerar um pilar híbrido individual; (4)

aplicação clínica do pilar híbrido e da coroa temporária de PMMA; (5) digitalização intra-oral do pilar híbrido,(6) CAD da coroa final com desenho automatizado da linha de margem utilizando IA; (7) fresagem, sinterização e caraterização da MZC final; e (8) aplicação clínica da MZC. As variáveis de resultado foram matemáticas (qualidade do fabrico do pilar individual de zircónia) e clínicas, tais como a qualidade da adaptação marginal, dos pontos de contacto interproximais e dos contactos oclusais, integração cromática, sobrevivência e sucesso das MZCs. Foi efectuada uma análise estatística cuidadosa: 90 pacientes (35 homens, 55 mulheres; idade média de 53,3 ± 13,7 anos) restaurados com 106 MZCs suportados por implantes foram incluídos no estudo. n. No momento da entrega dos MZCs, a adaptação marginal, a qualidade dos contactos interproximais e oclusais e a integração estética eram excelentes. A sobrevivência cumulativa a três anos e o sucesso dos MZCs foram de 99,0% e 91,3%, respetivamente.

**Shah Y, Liu M, Zhan Q et al (2019)** apresentaram um sistema de reconhecimento da fala baseado numa rede neural tensorial profunda que utiliza uma caraterística multifatorial como caraterística de entrada do modelo acústico. Primeiro, uma rede neural profunda é treinada para estimar o recurso articulatório da fala de entrada, onde os dados de treinamento são o banco de dados MOCHA. A rede neural tensorial profunda, que envolve interações tensoriais entre neurónios, é utilizada como modelo acústico neste sistema. Os resultados do reconhecimento da fala indicam que a caraterística multifatorial ajuda a melhorar o desempenho do reconhecimento da fala não só em condições limpas mas também em condições de ruído de fundo; a rede neural tensorial profunda é mais capaz de modelar caraterísticas multifactoriais devido às suas interações tensoriais do que a rede neural profunda.

**Scott J, Biancardi AM, Jones O et al (2023)**, analisaram o efeito que a IA tem no diagnóstico e na epidemiologia desta doença. Foram efectuadas buscas exaustivas em abril de 2022, incluindo estudos em que a IA foi utilizada como variável independente na avaliação, diagnóstico ou tratamento de pacientes com periodontite. Um total de 401 artigos foram identificados para triagem de resumos após a remoção de duplicatas. No total, 293 textos foram excluídos, restando 108 para avaliação do texto completo e 50 foram incluídos na síntese final. Foi incluída uma vasta seleção de artigos, com a maioria a utilizar imagens visuais como campo de dados de entrada, sendo que o número médio de imagens utilizadas foi de 1666 (mediana 499). Na última década, registou-se um aumento acentuado do número de estudos publicados neste domínio. No entanto, a comunicação dos resultados continua a ser heterogénea devido à variedade de testes estatísticos disponíveis para análise. Devem ser envidados esforços no sentido de uniformizar as metodologias e os relatórios, de modo a garantir que possam ser efectuadas comparações significativas.

**Steinberg AD, Bashook PG, Drummond J et. al. (2007)** conceberam um estudo para avaliar se os docentes consideravam o PerioSim realista e útil para a formação e avaliação das competências básicas de procedimento dos estudantes. O dispositivo háptico utilizado foi um PHANToM™ e o simulador foi uma estação de trabalho Dell Xeon 530 com modelos orais 3D e instrumentos de

RV visualizados num monitor estereoscópico. Uma sonda ou explorador periodontal de RV no ecrã foi manipulado através da operação do PHANToM para sentir um contacto realista e interações com os dentes e a gengiva. Trinta professores experientes de medicina dentária e higiene dentária avaliaram o realismo do sistema. Uma apresentação em PowerPoint num ecrã fornecia instruções para a utilização do simulador com o simulador 3D de RV num segundo monitor estereoscópico visto com óculos 3D. Os docentes/praticantes consideraram as imagens muito realistas para os dentes e instrumentos, mas menos realistas para a gengiva. A sensação tátil era realista para os dentes, mas não para a gengiva. As instruções no ecrã foram muito úteis, com elevado potencial de ensino. Os membros do corpo docente previram a incorporação deste dispositivo no ensino e ficaram entusiasmados com o seu potencial para avaliar as competências básicas de procedimento dos alunos. Este estudo sugere que a "prova de conceito" preliminar foi bem sucedida e que o PerioSim pode ajudar os estudantes a desenvolver as competências tácteis dentárias necessárias.

**Saylan BC, Baydar O, Yesilova et. al. (2023)** apresentaram um estudo para avaliar a eficácia dos modelos de IA na identificação da perda óssea alveolar como presente ou ausente em diferentes regiões. Para atingir este objetivo, foram gerados modelos de perda óssea alveolar utilizando o modelo YOLO-v5 baseado em PyTorch implementado através do software CranioCatch, detectando áreas de perda óssea periodontal e rotulando-as utilizando o método de segmentação em 685 radiografias panorâmicas. Para além da avaliação geral, os modelos foram agrupados de acordo com as sub-regiões (incisivos, caninos, pré-molares e molares) para proporcionar uma avaliação direcionada. Os nossos resultados revelam que os valores mais baixos de sensibilidade e de pontuação F1 foram associados à perda óssea alveolar total, enquanto os valores mais elevados foram observados na região dos incisivos superiores. Isto mostra que a inteligência artificial tem um elevado potencial em estudos analíticos que avaliam situações de perda óssea periodontal. Considerando a quantidade limitada de dados, prevê-se que este sucesso aumente com o fornecimento de aprendizagem automática, utilizando um conjunto de dados mais abrangente em estudos futuros.

**Chau RC, Hsung RT, Mcgrath C et. al (2023)** apresentaram um estudo para investigar a exatidão de um novo sistema de inteligência artificial (IA) na conceção de próteses dentárias biomiméticas de um único molar, comparando-as e fazendo-as corresponder aos dentes molares naturais. Foi obtido um total de 169 moldes maxilares de participantes dentados saudáveis. Os moldes foram digitalizados, duplicados e processados com a remoção do primeiro molar superior direito. Um total de 159 pares de moldes originais e processados foram introduzidos nas Redes Adversárias Generativas (GANs) para treino. Na validação, 10 conjuntos de moldes processados foram introduzidos no sistema de IA, e 10 dentes concebidos por IA foram gerados através de retropropagação. Os dentes individuais concebidos por IA foram então sobrepostos a cada um dos 10 dentes originais, e as diferenças morfológicas na distância média de Hausdorff foram medidas. A reconstrução verdadeira foi definida como a correspondência correta entre os dentes concebidos pela IA e os dentes originais com a distância média de Hausdorff mais pequena. O rácio da reconstrução verdadeira foi calculado como a Intersecção sobre União. O desempenho da reconstrução do sistema de IA foi determinado pela distância de Hausdorff e pela Intersecção-sobre-União. Este estudo demonstrou a viabilidade da IA na conceção de próteses dentárias unimolares. Com mais treino e otimização dos algoritmos, a precisão das próteses dentárias biomiméticas concebidas por IA pode ser melhorada.

**Hack GD, Patzelt SB et. al. (2015)** estudaram a precisão de seis scanners intra-orais atualmente disponíveis quanto à sua capacidade de digitalizar com precisão um único dente molar pilar in-vitro. Além disso, é fornecida uma breve descrição geral de cada dispositivo de digitalização. Para investigar a exatidão de vários sistemas de digitalização intra-oral, foram estudados os seguintes seis digitalizadores: o iTero (Align Technology, San Jose, CA), o True Definition (3M ESPE, St. Paul, MN), o PlanScan (Planmeca/E4D Technologies, Richardson, TX), o CS 3500 (Carestream Health, Rochester, NY), o TRIOS (3Shape A/S, Copenhaga, Dinamarca) e o CEREC AC Omnicam (Sirona Dental Systems, Bensheim, Alemanha) (Quadro 1). Foi fabricada uma réplica em acrílico (acrílico de dentadura autopolimerizável, Lang Dental Manufacturing Co., Inc., Wheeling, IL) de um modelo dentário tipodont (Nissin Dental Product, Kyoto, Japão). Os dentes tipodontes (modelo de dente de raiz simples, dente permanente [A5A-200], Nissin Dental Product, Quioto, Japão) foram incorporados no modelo acrílico fabricado e o primeiro molar superior direito foi preparado para uma coroa totalmente em cerâmica. O modelo foi digitalizado com um scanner de referência industrial de elevada precisão (ATOS Blue Light Triple Scan III, 8 megapixéis com um conjunto de lentes de 100 mm, GOM mbh, Braunschweig, Alemanha) para criar um conjunto de dados de referência digital. Adicionalmente, o modelo acrílico com os dentes tipodontes embutidos foi digitalizado em três ocasiões separadas por um único dentista experiente e treinado (S.P.) com cada um dos seis sistemas de digitalização. Dentro dos limites do presente estudo, todos os seis scanners investigados produziram resultados clinicamente aceitáveis em termos de precisão. As pequenas diferenças observadas podem estar relacionadas com aspectos tecnológicos de cada dispositivo. Além disso, podem esperar-se desvios adicionais no ambiente oral devido à saliva, ao sangue e aos movimentos do doente.

**Chau RC, Li GH, Tew IM et.al. (2023)** Foi recolhido e etiquetado um total de 567 fotografias intra-orais, das quais 80% foram utilizadas para treino e 20% para validação. Relativamente aos conjuntos de dados de treino, havia um total de 113.745.208 píxeis com 9.270.413; 5.711.027; e 4.596.612 píxeis rotulados como saudáveis, doentes e questionáveis, respetivamente. Relativamente aos conjuntos de dados de validação, havia 28 319 607 píxeis com 1 732 031, 1 866 104 e 1 116 493 píxeis rotulados como saudáveis, doentes e questionáveis, respetivamente. A IA previu corretamente 1.114.623 pixels saudáveis e 1.183.718 pixels doentes com uma sensibilidade de 0,92 e uma especificidade de 0,94. A média de intersecção-sobre-união do sistema foi de 0,60 e acima do limiar comummente aceite de 0,50. Conclusões: A inteligência artificial pode identificar locais específicos com e sem inflamação gengival, com elevada sensibilidade e especificidade, que estão a par do exame visual efectuado por um dentista humano. Este sistema pode ser utilizado para monitorizar a eficácia do controlo da placa bacteriana dos pacientes.

**Arbabi S, Jahantigh FF, Moghadam SA (2017)** apresentaram um estudo com o objetivo de avaliar o papel das RNA no diagnóstico da doença periodontal. Os dados foram recolhidos de 190 casos de doença periodontal na escola de medicina dentária de Zahedan de 2015 a 2016. Foram avaliadas cinco variáveis, incluindo idade, género, índice de placa, profundidade da bolsa de sondagem e índice de perda de inserção clínica. Os pacientes foram divididos em dois grupos de treino (n = 160) e teste (n = 30). No modelo de estudo atual, foram utilizados dois algoritmos Levenberg-Marquardet (LM) e gradiente conjugado escalonado (SCG), e os resultados foram comparados em termos do número de iterações e do erro quadrático médio (MSE). Os resultados obtidos mostraram que o algoritmo LM, com menos iterações e um MSE mínimo, teve um melhor desempenho do que o algoritmo SCG. Concluíram que as RNAs podem ser usadas com baixo erro como
uma ferramenta eficaz para diagnosticar doenças periodontais.

**Lee SJ, Chung D, Asano A et. al. (2022)** apresentaram um estudo para estabelecer um módulo eficaz baseado em inteligência artificial (IA) para uma decisão precisa do prognóstico dentário com base no currículo de planeamento de tratamento abrangente (CTPC) da Harvard School of Dental Medicine (HSDM). O prognóstico dentário de 2359 dentes de 94 casos foi avaliado com níveis de 1 a 5 (1 - sem esperança, 5 - boa condição a longo prazo) por dois grupos (Modelo-A com 16 e Modelo-B com 13 examinadores) com base em 17 factores clínicos determinantes selecionados do HSDM-CTPC. Para criar um algoritmo, foram utilizados três métodos de aprendizagem automática de IA, incluindo o classificador do reforço do gradiente, o classificador de árvore de decisão e o classificador de floresta aleatória. Estes três métodos foram avaliados em relação aos dados padrão de ouro determinados pelo consenso de três protésicos experientes e a sua exatidão foi analisada. O classificador da árvore de decisão indicou a maior exatidão com 0,8413 (Modelo-A) e 0,7523 (Modelo-B). A precisão com o classificador de aumento de gradiente e o classificador de floresta aleatória foi de 0,6896, 0,6687 e 0,8413, 0,7523, respetivamente. Globalmente, o classificador da árvore de decisão teve a melhor precisão entre os três métodos. O estudo contribui para a implementação da IA no processo de decisão do prognóstico dentário tendo em conta o plano de tratamento.

**Hassani H, Andi PA, Ghodsi A et. al. (2021)** apresentaram um estudo que destaca os actuais avanços e desafios na integração e fusão da inteligência artificial (IA), aumento da inteligência (IA) e aprendizagem automática (ML) na medicina dentária. Realizamos uma análise comparativa para dar uma visão geral da tecnologia que está a ser atualmente utilizada e do papel que a IA e a IA irão desempenhar na medicina dentária, uma vez que a IA desempenha um papel de assistência no avanço das capacidades humanas. Constatamos que os desafios vão desde a integração da IA na prática médica de rotina até aos desafios qualitativos da recolha de dados adequados. Outros desafios residem nas questões de responsabilidade ainda sem resposta sobre a forma de reduzir os custos de implantação de novas tecnologias. Tendo em conta estes desafios, apresentamos uma perspetiva da forma como a tecnologia futura pode ser implantada na vida quotidiana da medicina dentária e como os robôs e os seres humanos irão interagir, tendo em conta a tecnologia atual desenvolvimentos. O objetivo deste documento é discutir o futuro da medicina dentária e se será a IA ou a IA a conquistar a era moderna da medicina dentária.

**Bissinger O, Probst FA, Wolff KD et. al. (2017)** apresentaram um estudo com o objetivo de correlacionar os valores médios de 3-4 secções histológicas com a TCP 3D. Foram avaliados 54 implantes inseridos na maxila de 14 minipigs. Foram selecionados dois pontos temporais diferentes para avaliar o BIC 3D (distância ao implante: 2-5 voxels), um anel interno (630 voxels) e um anel externo (55-100 voxels) utilizando pCT (tamanho do voxel: 10 pm) e para correlacionar os valores com a histomorfometria. Embora 3-4 cortes histológicos por implante pareçam prever o BIC 3D, a pCT pode ser vantajosa devido ao seu carácter 3D não destrutivo. O tempo de cicatrização pode não ter impacto na comparabilidade.

**Shopova D, Bakova D, Yordanova S et. al. (2023)** compararam as capacidades de duas abordagens digitais diferentes, nomeadamente, a digitalização intra-oral e o exame digital da oclusão, na análise final da oclusão após o tratamento ortodôntico. As capacidades e limitações de ambos os sistemas são enfatizadas para ajudar os clínicos a determinar qual o sistema a utilizar em casos específicos. Materiais e métodos: O estudo incluiu 32 pacientes (15 do sexo masculino e 17 do sexo feminino) na fase de contenção após o tratamento ortodôntico. Os pacientes tinham idades entre 15 e 28 anos, com média de 18,62 anos (±4,17), sendo que 62,2% tinham idade inferior a 18 anos. No início do tratamento ortodôntico, 18 pacientes apresentavam Classe I de Angle e 14 apresentavam Classe II de Angle. No total, 18 pacientes foram tratados sem extrações e 14 com extrações, enquanto 12 tinham dentes impactados. Todos os pacientes usaram uma contenção Essix no maxilar superior e uma contenção fixa canino a canino no maxilar inferior. A digitalização intraoral foi realizada com o Trios color (3Shape, Copenhaga, Dinamarca, 2014) e as imagens digitais de oclusão foram realizadas com o T- Scan Novus (Tekscan, Norwood, MA, EUA, 2018). O SPSS 23.0 foi utilizado para realizar a análise estatística descritiva. Resultados e conclusões: Com o sistema 3Shape, os contactos são marcados com base na proximidade entre as dentições. O sistema T-Scan mede a força dos contactos, independentemente da sua área. Apesar das suas muitas vantagens, o scanner intra-oral não é um método fiável para registar oclusões. Os resultados obtidos não são incorrectos, mas incluem parâmetros limitados para análise. O sistema T-Scan fornece resultados abrangentes e permite a análise e o tratamento de disfunções oclusais. O sistema T-Scan pode fornecer informações sobre o primeiro contacto, a força dos contactos, a distribuição dos contactos em cada dente, a sequência dos contactos, a força de mordida máxima e a intercuspidação máxima, a trajetória do movimento do maxilar inferior e os tempos de oclusão e desoclusão, bem como gravar vídeos com sequências activas e distribuições dos contactos. Existe uma boa colaboração entre a digitalização intra-oral e a determinação digital da oclusão.

**Shankarpillai R, Mathur LK, Nair MA et. al. (2010)** realizaram um estudo em que 230 indivíduos foram avaliados em relação a factores de risco de periodontite maiores e menores, tais como: idade, sexo, história familiar de periodontite, história de cirurgia periodontal, dieta, história de tabagismo, hábito de mastigar panelas, história de diabetes, história de hipertensão, presença de restaurações subgengivais, sangramento à sondagem, índice de detritos (OHI-S), profundidade média de sondagem da bolsa, presença de cálculo radicular, presença de envolvimento de furca e perda óssea vertical. A avaliação do risco de periodontite foi efectuada com base num grau de 1 a 5. Resultados: O algoritmo de Levenberg Marquardt teve um desempenho consideravelmente melhor do que o algoritmo de gradiente conjugado escalonado, convergindo mais rapidamente com menos iterações e produzindo um erro quadrático médio mínimo nas fases de treino e simulação. Conclusão: Uma rede neural corretamente treinada com o algoritmo de retropropagação de Levenberg Marquardt pode ser utilizada eficazmente para a previsão do risco de periodontite.

**Chifor R, Hotoleanu M, Marita T et. al. (2022)** avaliaram os modelos de redes neurais convolucionais Mask R- CNN e U-Net para a classificação ao nível do pixel, a fim de realizar a segmentação automática de imagens bidimensionais de arcos dentários em US, identificando elementos anatómicos necessários para o diagnóstico periodontal. Um objetivo secundário foi avaliar a eficácia de um método de correção das máscaras de verdade segmentadas por um operador, para melhorar a qualidade dos conjuntos de dados utilizados para o treino dos modelos de redes neuronais, através de reconstruções ultrassonográficas 3D do tecido periodontal examinado. Métodos: Foram realizadas investigações periodontais por ultra-sons em 52 dentes de 11 pacientes, utilizando um protótipo de scanner de ultra-sons 3D. As imagens de ultra-sons originais foram segmentadas por um operador com pouca experiência, utilizando algoritmos de segmentação baseados no crescimento de regiões. Foram utilizadas reconstruções de ultra-sons tridimensionais para a verificação da qualidade e correção da segmentação. As máscaras R-CNN e U-NET foram treinadas e utilizadas para prever a identificação dos elementos do tecido periodontal. A média da Intersecção sobre a União variou entre 10% para a bolsa periodontal e 75,6% para a gengiva. Apesar de o conjunto de dados original conter 3417 imagens de 11 pacientes e o conjunto de dados corrigido conter apenas 2135 imagens de 5 pacientes, a precisão da previsão é significativamente melhor para os modelos treinados com o conjunto de dados corrigido. O método de verificação e correção da qualidade proposto, avaliando no espaço 3D a segmentação da verdade terrestre do operador, teve um impacto positivo na qualidade dos conjuntos de dados, demonstrado através de um IoU mais elevado após a reciclagem dos modelos utilizando o conjunto de dados corrigido.

**Khanagar SB, Ehaideb AA, Maganur PC et. al. (2020)** fizeram uma revisão sistemática de artigos com o objetivo de identificar o desenvolvimento de aplicações de IA que são amplamente utilizadas em medicina dentária e avaliar o seu desempenho em termos de diagnóstico, tomada de decisões clínicas e previsão do prognóstico do tratamento. A literatura para este artigo foi identificada e selecionada através da realização de uma pesquisa exaustiva nas bases de dados electrónicas como PubMed, Medline, Embase, Cochrane, Google scholar, Scopus, Web of science e biblioteca digital saudita publicada nas últimas duas décadas (janeiro de 2000eMarço 15, 2020).Após a aplicação dos critérios de inclusão e exclusão, 43 artigos foram lidos na íntegra e analisados criticamente. A análise da qualidade foi efectuada utilizando o QUADAS-2. As tecnologias de IA são amplamente implementadas numa vasta gama de especialidades de medicina dentária. A maior parte do trabalho documentado centra-se em modelos de IA que se baseiam em redes neurais convolucionais (CNN) e redes neurais artificiais (RNA). Estes modelos de IA têm sido utilizados na deteção e diagnóstico de cáries dentárias, fracturas radiculares verticais, lesões apicais, doenças das glândulas salivares, sinusite maxilar, quistos maxilofaciais, metástases nos gânglios linfáticos cervicais, osteoporose, lesões cancerosas, perda óssea alveolar, previsão de extracções ortodônticas, necessidade de tratamentos ortodônticos, análise cefalométrica, determinação da idade e do sexo. Estes estudos indicam que o desempenho de um sistema automatizado baseado em IA é excelente. Nalguns estudos, verificou-se que estes sistemas eram mesmo capazes de superar os especialistas em medicina dentária em termos de desempenho e exatidão.

**Chen YW, Stanley K, Att W et. al. (2020)** apresentaram um artigo que introduz os princípios das tecnologias de IA que são amplamente implementadas numa vasta gama de especialidades de medicina dentária. A maior parte do trabalho documentado centra-se em modelos de IA que se baseiam em redes neurais convolucionais (CNN) e redes neurais artificiais (RNA). Estes modelos de IA têm sido utilizados na deteção e diagnóstico de cáries dentárias, fracturas radiculares verticais, lesões apicais, doenças das glândulas salivares, sinusite maxilar, quistos maxilofaciais, metástases nos gânglios linfáticos cervicais, osteoporose, lesões cancerosas, perda óssea alveolar, previsão de extracções ortodônticas, necessidade de tratamentos ortodônticos, análise cefalométrica, determinação da idade e do sexo. Estes estudos indicam que o desempenho de um sistema automatizado baseado em IA é excelente. Nalguns estudos, verificou-se que estes sistemas eram mesmo capazes de superar os especialistas em medicina dentária em termos de desempenho e exatidão.

CAPÍTULO 15

# APLICAÇÃO DE TÉCNICAS ARTIFICIAIS INTELIGÊNCIA EM PERIODONTIA - PASSADO, PRESENTE E FUTURO

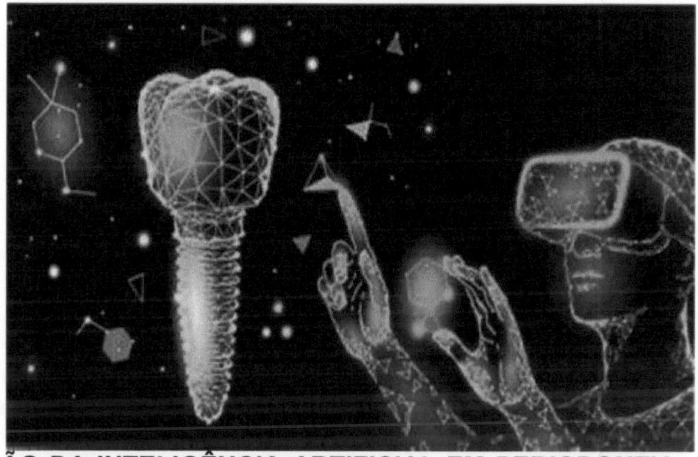

## APLICAÇÃO DA INTELIGÊNCIA ARTIFICIAL EM PERIODONTIA - PASSADO, PRESENTE E FUTURO.

### PASSADO

Alan Turing, o matemático inglês, lançou as bases na década de 1950, estabelecendo o conceito do teste de Turing, originalmente designado por Jogo da Imitação, que testava a capacidade de uma máquina demonstrar um comportamento inteligente quase idêntico ao dos seres humanos. A Conferência de Dartmouth de 1956 é considerada como o nascimento da IA. Foi nesta conferência que John McCarthy cunhou o nome Inteligência Artificial. Em 1955, Allen Newell e Herbert Simon lançaram o primeiro programa de IA de sempre.

Em 1959, Arthur Samuel introduziu o termo "Aprendizagem Automática". Na década de 1970, a IA foi objeto de críticas e de dificuldades financeiras e os 10 anos subsequentes, de 1970 a 1980, foram designados como o primeiro **inverno da IA**. O período de 1980 a 1987 registou um boom com o aparecimento dos "sistemas especializados". Trata-se essencialmente de programas de IA que respondem a perguntas ou resolvem problemas relacionados com uma área específica do conhecimento, regidos por regras lógicas derivadas de conhecimentos especializados. O final da década de 1980 e o início da década de 1990 enfrentaram novamente muitos contratempos financeiros e ficaram conhecidos como o Segundo inverno da IA. Em 11 de maio de 1997, o DEEP BLUE tornou-se o primeiro sistema informático de xadrez a vencer um campeão mundial de xadrez vivo. No início do século XXI, o acesso a grandes volumes de dados, computadores mais baratos e mais rápidos e técnicas avançadas de aprendizagem automática foram aplicados com êxito a muitos problemas em todo o mundo.

**PRESENTES**

O primeiro simulador dentário baseado em háptica desenvolvido por **Luciano et al**. exclusivamente para Periodontia. Este simulador ajuda os estudantes a desenvolver as competências necessárias para diagnosticar e tratar doenças periodontais. Um dispositivo háptico, juntamente com imagens 3D dos dentes superiores e inferiores e da gengiva, pode ser sentido através do "toque". O feedback háptico resultante replica a sensação clínica da mão de um operador quando utiliza instrumentos dentários.

Steinberg et al, em 2007, também incorporaram a gravação e a reprodução do desempenho do formando. O simulador pretendia encurtar o tempo de aula, melhorar a curva de aprendizagem e permitir uma prática ilimitada.[214] Em 1998, Companion et al, publicaram pela primeira vez os resultados de uma sonda periodontal ultra-sónica na NASA Langley. Esta sonda destinava-se a reduzir a dor e a imprecisão que é comum na sondagem manual. Tem uma ponta cónica oca que é preenchida com água para acoplar o feixe ultrassónico aos tecidos. Kevin Rudd et al, em 2009, utilizaram a técnica de integração finita acústica paralela 3D (3DPAFIT) que simula a propagação dos ultra-sons na ponta e as geometrias complexas dos tecidos periodontais.

Em seguida, um software cria a geometria 2D e 3D da ponta e das estruturas do tecido periodontal e efectua simulações que podem produzir dados realistas que correspondem às profundidades das bolsas periodontais.[215] **Feres et al.**, em 2017, testaram a hipótese utilizando 40 espécies bacterianas dos complexos microbianos subgengivais e um classificador linear baseado na Máquina de Vectores de Suporte (SVM) para diferenciar com êxito entre AgP generalizada em adultos jovens e ChP generalizada. Rana, Yauney et al., em 2017, relataram um classificador de aprendizagem automática que podia distinguir entre gengivas inflamadas e saudáveis. Após irradiação com luz de comprimento de onda de 405-450 nm, a fluorescência correspondente do biomarcador porfirina foi registada utilizando um dispositivo de imagiologia oral.

A placa bacteriana foi apresentada em tons de amarelo e laranja, enquanto as gengivas inflamadas foram apresentadas em tons de magenta e vermelho. O classificador produz então uma segmentação pixel a pixel das regiões que se especula terem gengivite.[216] Lee et al, em 2018, iniciaram um sistema de reconhecimento assistido por computador. Foi fornecido um conjunto de dados de radiografias periapicais pré-rotuladas para avaliar o diagnóstico e a previsibilidade de dentes periodontalmente comprometidos (PCT). A precisão do diagnóstico para PCT foi de 81,0% para pré-molares e 76,7% para molares e a precisão para prever a extração foi de 82,8% para pré-molares e 73,4% para molares. Os resultados deste estudo mostraram uma precisão de diagnóstico e de previsão semelhante à obtida por um Periodontista certificado.[217] **Krois et al,** em 2019, utilizaram a IA para detetar a perda óssea periodontal em radiografias dentárias panorâmicas. Os resultados mostraram que, dado o conjunto de dados limitado de segmentos de imagens radiográficas, o software de IA treinado mostrou, pelo menos, um poder discriminatório semelhante ao do dentista para avaliar a PBL em radiografias panorâmicas. Os autores consideram que a aplicabilidade e a precisão das CNN podem ser melhoradas através da integração de mais dados de imagiologia, como a utilização de radiografias periapicais intra-orais e fontes de dados como registos clínicos, na análise.[(218)]

**FUTURO**

O futuro da periodontia, impulsionado pela genómica, proteómica e nanotecnologia, parece imensamente promissor. A nutrigenómica é uma esfera científica recentemente desvendada que se acredita ter implicações no desenvolvimento de doenças periodontais. As variações epigenéticas (como a metilação do ADN, as modificações das histonas, a remodelação da cromatina) nos genes que regulam os nutrientes podem aumentar a probabilidade de doenças relacionadas com os micronutrientes, como a obesidade e a diabetes mellitus tipo 2, que têm propensão para manifestações periodontais.[(219)] Reconheceu-se que uma variedade de factores genéticos tem impacto na invasão dos agentes patogénicos periodontais. As mutações nos genes que expressam alguns receptores de reconhecimento de padrões (TLRs e NLRs) evocam uma resposta alterada do hospedeiro à invasão microbiana. Os polimorfismos no gene da IL-1 têm sido amplamente implicados na patogénese da periodontite crónica.[(220)] Outros polimorfismos genéticos (em genes que exprimem citocinas) associados à periodontite são os do fator de necrose tumoral-a (TNF-a), MMP8, fator nuclear kappa в (NF-κP), recetor da vitamina D, etc. Desenvolvimentos recentes na tecnologia de microfabricação e MEMS ajudaram a desenvolver sistemas "lab-on-chip" (LOC) que são utilizados como dispositivos de teste no local de atendimento (POC) para o diagnóstico periodontal. Este sistema LOC executa ensaios complexos num curto espaço de tempo e com pequenas amostras.[(221)] Alguns dos sistemas POC disponíveis comercialmente para utilização na saliva incluem: Teste de nanosensor de fluido oral (OFNASET, Universidade da Califórnia, Los Angeles [UCLA] Collaborative Oral Fluid Diagnostic Research Laboratory, liderado pelo Dr. David Wong[(222)] ), chips de sabor eletrónico (Rice University em Houston, Texas), OraQuick, plataforma microfluídica integrada para diagnóstico oral. O fluido crevicular gengival e a placa bacteriana também têm sido utilizados como substratos de diagnóstico oral para testes POC como o Periogard e o Perioscan (BANA), respetivamente.

**Dermatoglifia** em Periodontia: Foi demonstrado por **Vaidya et. al.**[223] que se observaram mais espirais e menos arcos nas impressões digitais, tanto na mão direita como na esquerda, em doentes com periodontite crónica. A dermatoglifia pode potencialmente funcionar como uma ferramenta útil para o diagnóstico imediato e a prevenção das doenças orais que são direta ou indiretamente influenciadas geneticamente.

Abriu-se um caminho promissor para a investigação depois de se ter percebido as aplicações prospectivas da vacina periodontal. Para além de ser a doença mais responsável pela perda de dentes em todo o mundo, a periodontite está implicada em sequelas sistémicas como a aterosclerose, a diabetes mellitus, as infecções respiratórias, os partos prematuros de baixo peso, a artrite reumatoide, etc. Por conseguinte, a invenção de novos métodos de prevenção é imperativa. A vacinação periodontal pode ser ativa, passiva ou genética As células estaminais do ligamento periodontal (PDLSCs) estão presentes no espaço peri-vascular do ligamento periodontal e são consideradas uma sub-população das células estaminais mesenquimais com semelhança aos pericitos. Num estudo experimental realizado por **Kengo Iwasaki et al.**,[224] células estaminais do ligamento periodontal foram transplantadas para defeitos periodontais criados cirurgicamente em ratos e os resultados revelaram que a regeneração periodontal é induzida pelo transplante de PDLSCs.

Embora existam atualmente lacunas na aplicação prática da regeneração periodontal utilizando células estaminais, a presença de provas irrefutáveis do potencial das suas aplicações está a impulsionar uma grande parte da investigação nesta área para a tornar uma realidade clínica. A exploração de novas e melhores modalidades de tratamento resultou na introdução da Terapia por Ondas de Choque Extracorporal (ESWT) na medicina dentária. A ESWT utiliza ondas de choque de uma determinada energia para causar uma perturbação súbita e transitória da pressão no tecido visado que desencadeia uma resposta.

Numa revisão efectuada por **Munivenkatappa Lakshmaiah Venkatesh Prabhuji et.** al.[225] , discute-se que a ESWT tem potencial para regeneração óssea, cicatrização periodontal rápida, propriedades anti-inflamatórias, etc., e que a ESWT pode ser implementada na terapia periodontal após modificações adequadas. Embora ainda se encontre num estado muito inicial, muita investigação está a ser direcionada para a incorporação da Inteligência Artificial (IA) na medicina dentária. Estão a ser desenvolvidos softwares que combinam exames CBCT mais precisos com aprendizagem automática para detetar até as mais pequenas anomalias com base em vários exames anteriores e fornecer um plano de tratamento adequado. Este tipo de software pode ser útil na medida em que o paciente fica a conhecer a natureza do seu problema apenas alguns minutos após o exame e tem em mente um provável plano de tratamento que torna o trabalho do dentista mais cómodo. A inteligência artificial pode ser aplicada no contexto da implantologia para a seleção automática dos locais e angulações ideais dos implantes para um determinado doente.

Realidade Virtual e Haptics: Dois sistemas visuo-hápticos denominados Perio-sim e periodontal simulator (Universidade de Illinois em Chicago, EUA) simulam três instrumentos dentários, ou seja, uma sonda periodontal, um explorador e um scaler. Este sistema é utilizado para formar estudantes em diferentes aspectos da periodontologia.[226]

Na última década, o âmbito da periodontologia expandiu-se rapidamente para vários campos científicos de estudo e as tendências futuras abrangerão conceitos como:

- biofotónica
- biologia das células estaminais
- vacinas periodontais
- nanotecnologia (alimentada pela genómica e pela proteómica)

CAPÍTULO 16

# CENÁRIO ACTUAL - CHATGPT E MEDICINA DENTÁRIA

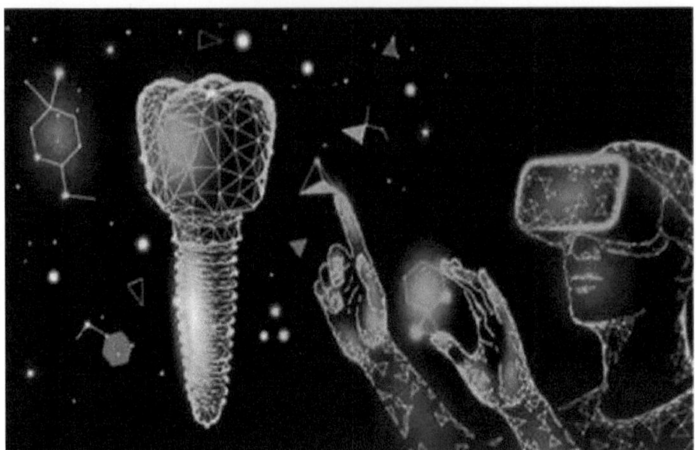

**CENÁRIO ACTUAL - CHATGPT E MEDICINA DENTÁRIA**

O ChatGPT (Chat Generative Pretrained Transformer) é um programa informático baseado em inteligência artificial (IA) que foi treinado com base em enormes quantidades de dados para produzir respostas às solicitações do utilizador que são semelhantes às humanas, a fim de melhorar a linguística computacional, a competência de comunicação e a capacidade de resposta destes bots. Técnicas como a aprendizagem automática e a aprendizagem profunda são utilizadas através de interfaces baseadas em texto.[227] O ChatGPT utiliza técnicas de IA de aprendizagem profunda para produzir respostas semelhantes às humanas para consultas em linguagem natural, o que o torna um modelo linguístico muito amplo.[228] O ChatGPT pode fornecer vários serviços para a educação, os prestadores de cuidados de saúde e até os pacientes. É também utilizado para avaliar o risco e as consequências das doenças, para o desenvolvimento de medicamentos, para aumentar a investigação biomédica e tem potencial para revolucionar a prática dos cuidados de saúde.[229] Recentemente, o ChatGPT demonstrou a capacidade de gerar resumos de alta eficazes, que podem ser úteis para diminuir o peso da documentação no sector dos cuidados de saúde.[230] Além disso, o ChatGPT tem o potencial de ajudar na eficiência da prestação de serviços, optimizando o fluxo de trabalho clínico e reduzindo os custos.[231] O ChatGPT demonstrou ainda uma precisão moderada no rastreio do cancro da mama, na avaliação da dor e na identificação dos passos necessários para a imagiologia.[232] No entanto, o ChatGPT tem alguns inconvenientes, como acontece com qualquer novo desenvolvimento, incluindo um custo extremamente elevado, uma rede neural em grande escala que requer uma potência computacional substancial e uma memória considerável, o que torna mais difícil a sua utilização e integração em aplicações médicas mais pequenas, e a incapacidade do ChatGPT para integrar fontes de informação externas, o que limita a precisão do sistema na indústria médica.

Além disso, a incapacidade do método proposto, o ChatGPT, para integrar fontes de informação externas, como livros de texto ou revistas médicas, limita a sua precisão no sector médico. Além disso, as respostas do ChatGPT podem não ser fiáveis, resultando em mal-entendidos e numa perda de confiança na comunidade médica.

O ensino médico pós-graduado tem de ter em conta vários aspectos para garantir que a IA é aplicada de forma ética nos cuidados clínicos e nos processos educativos. A utilização crescente desta tecnologia exige uma avaliação rápida dos procedimentos dos programas, actualizações de políticas e um debate nacional significativo. A tecnologia chatbot, como o GPT, pode trazer uma transformação significativa à escrita médica, melhorando a eficácia do processo de escrita através da automatização de algumas tarefas. Este chatbot alimentado por IA poderia ser utilizado para ajudar na redação científica, criando rascunhos automáticos, resumindo artigos e traduzindo conteúdos de diferentes línguas. A utilização desta tecnologia pode acelerar a escrita académica e torná-la mais fácil.

No entanto, surgem preocupações éticas e, por isso, a sua utilização na escrita científica deve ser monitorizada e regulada de perto. A utilização do ChatGPT para a edição da linguagem em artigos científicos é aceitável, mas quaisquer conceitos novos criados pelo ChatGPT devem ser submetidos a testes empíricos e ser revistos por humanos. Os investigadores e os profissionais podem utilizar o ChatGPT de forma criteriosa, obtendo uma compreensão precisa das suas capacidades e limitações, evitando assim quaisquer consequências indesejadas. Além disso, a comunidade pode reconhecer as áreas que requerem mais investigação e desenvolvimento para melhorar o desempenho e as capacidades do modelo, definindo as suas limitações. Até à data, tem havido muitos desafios associados à utilização destes dispositivos, tanto nos cuidados clínicos como na investigação, devido às suas consideráveis restrições. A capacidade do ChatGPT para gerar texto coerente e gramaticalmente correto que não se distingue do conteúdo escrito por humanos é notória e representa uma ameaça significativa para os métodos de publicação académica. Atualmente, o ChatGPT pode ser utilizado gratuitamente através do ChatGPT Research Preview.

No entanto, existe a possibilidade de o ChatGPT e outras IA semelhantes se tornarem demasiado caras para subscrever à medida que ganham popularidade. Isto poderia resultar numa distribuição desigual de recursos entre investigadores de vários domínios. Quando se utiliza o ChatGPT, é importante ter em conta que este nem sempre fornece referências exactas ou quaisquer referências, que as respostas podem variar em função da pergunta e da conversa ou contexto anterior e que pode dar respostas incorrectas que parecem convincentes, o que é um problema que tem de ser resolvido para garantir que o ChatGPT possa reconhecer a incerteza de forma adequada.[233] Por último, uma vez que a produção de conteúdos incorrectos pode ter efeitos negativos graves nos cuidados de saúde, esta preocupação legítima deve ser cuidadosamente tida em conta na prática clínica e deve ser obtida uma preocupação válida. Strunga et al. exploraram o potencial do software avançado de IA em ortodontia, especificamente para aplicações como o diagnóstico e a avaliação de CBCT, a avaliação do progresso do tratamento e a garantia da estabilidade dos resultados durante a fase de acompanhamento.

O autor concluiu que a utilização de tecnologia de IA em ortodontia para avaliar e manter o tratamento é um novo campo que tem o potencial de melhorar muito o atendimento ao paciente e os resultados. Espera-se que mais ferramentas e sistemas alimentados por IA sejam criados e adotados na Ortodontia no futuro. No entanto, é importante que os ortodontistas sejam devidamente formados e envolvidos na utilização destes sistemas para obterem os melhores resultados. O uso não supervisionado de sistemas assistidos por IA não é recomendado e vai contra a ética médica. As limitações actuais dos sistemas alimentados por IA em Ortodontia incluem a precisão, a especialização, as preocupações éticas, o custo e as questões regulamentares. No entanto, os sistemas alimentados por IA já tiveram um impacto na prática ortodôntica moderna. Os algoritmos de IA podem ser treinados para analisar imagens de CBCT para condições dentárias, identificando o alinhamento, a localização dos dentes e avaliando a qualidade óssea para a colocação de implantes, levando assim ao processamento e análise de imagens assistidas por IA. Balel et al. avaliaram a utilização da informação gerada pelo ChatGPT no domínio da cirurgia oral e maxilofacial.[234]

O autor explicou que o ChatGPT é promissor como meio de fornecer informações ao paciente para cirurgia oral e maxilofacial. No entanto, a sua utilização na formação ainda não é totalmente segura. Por conseguinte, os cirurgiões devem ter cuidado ao utilizar o ChatGPT e encará-lo como um complemento aos seus conhecimentos práticos e à sua experiência. A IA demonstrou uma previsão precisa dos resultados da rinoplastia e da necessidade futura de cirurgia ortognática em pacientes com fendas. No entanto, é crucial melhorar os modelos actuais, examinando diversos conjuntos de dados, abordagens cirúrgicas e várias populações e cirurgias para obter resultados ideais e versáteis.[235] Vinayahalingam et al. relataram que a ferramenta de segmentação automatizada que usa IA segmentou com precisão, rapidez e consistência os côndilos mandibulares e a fossa glenoide.[236] Além disso, Heo et al. explicaram que os radiologistas orais e maxilofaciais, sendo especialistas em imagiologia radiográfica, terão um papel significativo a desempenhar no avanço das aplicações de IA no seu sector. Um estudo anterior demonstrou que a utilização da IA pode melhorar o diagnóstico e o tratamento, resultando em melhores resultados do tratamento endodôntico. No entanto, é crucial confirmar a fiabilidade, a aplicabilidade e a relação custo-eficácia dos modelos de IA antes de os implementar na prática clínica diária.

A IA demonstrou ser exacta no diagnóstico e na previsão de resultados em endodontia. A sua utilização pode melhorar os planos de tratamento, resultando em taxas de sucesso mais elevadas. A endodontia depende fortemente da IA para aplicações clínicas, incluindo a deteção de fracturas radiculares e patologias

periapicais, a determinação dos comprimentos de trabalho, o rastreio do forame apical, a identificação da morfologia radicular e a previsão de doenças. Além disso, está a ser feita cada vez mais investigação sobre a utilização da IA e da aprendizagem automática para ajudar a identificar o cancro da cabeça e do pescoço através de vários métodos de imagiologia. Estas técnicas são capazes de atingir um nível de exatidão que ultrapassa o do julgamento humano quando se trata de prever dados. Além disso, os métodos de aprendizagem profunda melhoraram os procedimentos de diagnóstico em radiologia dentária, ultrapassando a precisão e a eficiência dos médicos. Permitem uma redução do tempo despendido em tarefas, uma diminuição dos achados não detectados e a prevenção de tratamentos excessivos. Os modelos de linguagem avançados, como o ChatGPT, têm um potencial imenso para melhorar as aplicações clínicas e a investigação em medicina dentária. A sua utilização criteriosa pode provocar uma revolução no diagnóstico e no planeamento do tratamento dentário.
Além disso, as investigações baseadas em diversos dados de exames médicos podem ajudar a alcançar os objectivos da medicina de precisão e da medicina personalizada em medicina dentária. Além disso, a utilização de modelos multimodais de linguagem ampla (LLMs) também diminuirá as despesas médicas e aumentará a eficiência médica. É pouco provável que os LLM tenham um efeito importante nos médicos dentistas, assistentes e higienistas. Eggmann et al. concluíram que os potenciais benefícios da utilização de LLM como ferramentas suplementares no domínio da medicina dentária são significativos.[237] No entanto, é igualmente importante ter em conta as limitações inerentes e os potenciais riscos envolvidos na implementação destas tecnologias de IA. Assim, é essencial ter cautela e avaliar cuidadosamente as vantagens e desvantagens antes de utilizar os MLT na prática dentária.
Os educadores dentários devem ajustar o ensino e as avaliações para aumentar os benefícios dos alunos, salvaguardando simultaneamente a utilização não ética de aplicações baseadas em IA. O ChatGPT tem vantagens e desvantagens. Embora possa beneficiar alunos e professores, também pode gerar trabalhos e respostas, conduzindo à desonestidade académica. Embora tenha algumas limitações, pode revolucionar a aprendizagem virtual. Em vez de a tratar como uma ameaça, os educadores dentários devem ajustar o ensino e as avaliações para garantir que os alunos beneficiam sem recorrer à desonestidade académica. Além disso, é importante verificar a relação custo-eficácia, a fiabilidade e a capacidade de utilização dos modelos de IA antes de os integrar nas operações clínicas regulares. O ChatGPT pode fornecer aos pacientes informações fiáveis e precisas sobre a saúde e a higiene dentárias que respondam às suas necessidades específicas. Pode também servir como um recurso educativo para estudantes e profissionais da área, fornecendo uma vasta quantidade de conhecimentos e informações.
Além disso, o ChatGPT pode ajudar os dentistas com cuidados personalizados aos pacientes, agendamento, faturação, diagnóstico e planeamento de tratamentos, bem como monitorizar a saúde e higiene dentária dos pacientes, fornecendo lembretes e check-ins regulares. Embora o ChatGPT seja um recurso valioso para profissionais de medicina dentária e pacientes, é importante

reconhecer as suas limitações. Embora possa fornecer informações e conselhos exactos, não pode fornecer cuidados personalizados, apoio emocional ou tratamentos físicos. Assim, o ChatGPT deve ser visto como uma ferramenta suplementar na medicina dentária e não como um substituto dos cuidados presenciais. Para garantir os melhores resultados possíveis para os pacientes, é fundamental avaliar os prós e os contras da utilização do ChatGPT em medicina dentária e utilizá-lo cuidadosamente. Os chatbots como o ChatGPT podem oferecer aos leitores um feedback imediato, esclarecer dúvidas e fornecer recursos adicionais. Também podem notificar os leitores sobre publicações recém-lançadas e garantir que se mantêm actualizados sobre as investigações mais recentes. O impacto da IA e das tecnologias de processamento de linguagem natural como o ChatGPT no processo de publicação é indiscutível, uma vez que permitem aos investigadores comunicar as suas descobertas de forma mais eficaz, precisa e abrangente. Ao oferecer uma linguagem clara, respostas rápidas e informações actualizadas, o ChatGPT tem o potencial de transformar a divulgação e a partilha da investigação científica. O ChatGPT é um chatbot muito útil que pode ser útil em muitas aplicações na área da medicina dentária e dos cuidados de saúde. No entanto, tem as suas próprias desvantagens e limitações.

A utilização do ChatGPT pode colocar em risco a privacidade do doente, uma vez que necessita de recolher e armazenar os dados e o historial médico do doente para realizar a tarefa que lhe é exigida. No que diz respeito aos riscos para a privacidade, o ChatGPT contém informações pessoais de toda a Internet. Este facto suscita preocupações relativamente à confidencialidade dos pacientes. O ChatGPT teve um grande impacto no ensino dentário e no ensino superior. Assim, os estudantes podem utilizar o ChatGPT para escrever trabalhos sem os compreenderem totalmente e sem se esforçarem ao máximo. Por conseguinte, os esforços tradicionais para escrever um ensaio podem ter de ser alterados.

As pessoas, na sua maioria falantes não nativos, têm utilizado o ChatGPT para tornar a sua escrita científica mais fluente e para atingir padrões. Mas, no que diz respeito à escrita, o ChatGPT tem demonstrado investigação com falhas e fabricada, tendo mesmo sido registado plágio. Huh et al. estabeleceram que, ao colocar uma pergunta no ChatGPT, este não consegue obter dados ou informações de figuras, gráficos ou tabelas. Muitos artigos sugeriram a incorporação de humanos para monitorizar esta tecnologia. Strunga et al. concluíram que a aplicação da IA em ortodontia necessita de supervisão humana, caso contrário, não cumprirá os padrões de cuidados de saúde ou de ética médica.[238] O ChatGPT não tem as caraterísticas da empatia ou simpatia humanas. Assim, quando se trata de emoções, o ChatGPT não pode substituir um ser humano. Por isso, a sua utilização no aconselhamento e na terapia não é benéfica. Vishwanathaiah et al. afirmaram que a IA nunca pode substituir um dentista pediátrico, mas pode ser útil e complementar quando se trata de outras especialidades da medicina dentária.[239] Apesar das suas vantagens, o ChatGPT tem alguns inconvenientes. Uma das desvantagens é que pode produzir respostas que parecem fiáveis mas estão incorrectas. Este é um problema conhecido em muitos modelos de processamento de linguagem natural,

apelidado de efeito de alucinação.
Além disso, o ChatGPT tem tendência para seguir instruções em vez de se envolver numa interação sincera. Por exemplo, quando a entrada do utilizador é insuficiente, o ChatGPT pode fazer suposições sobre a resposta desejada sem pedir esclarecimentos. O ChatGPT é útil para pessoas que precisam de informações básicas sobre quase todos os assuntos. No entanto, como o seu papel educativo ainda não é claro, devemos estar conscientes das suas limitações. Além disso, as respostas produzidas pelo ChatGPT foram consideradas indignas porque tendem a ser gerais, sem especificidade e sem referências. Embora os sistemas de IA possam ser altamente capazes e úteis, não são infalíveis. Os médicos e os profissionais de saúde podem tornar-se demasiado dependentes dos sistemas de IA, levando-os potencialmente a confiar nas decisões da tecnologia sem ter em conta os potenciais erros e limitações. Os principais obstáculos que impedem a utilização do ChatGPT em contextos clínicos envolvem limitações na sua capacidade de compreender a situação, fazer deduções lógicas e produzir resultados consistentes. Estas fraquezas podem potencialmente colocar os doentes em risco. Apesar de não ter acesso direto a bases de dados médicas, o ChatGPT parece ter sido treinado com dados relevantes suficientes.
Apesar de não ter sido especificamente treinado em aconselhamento clínico, o ChatGPT é capaz de dar respostas convincentes à maioria das questões. A Open AI reconhece que o ChatGPT pode escrever respostas que parecem razoáveis mas que são incorrectas ou sem sentido. Embora exista um grande potencial para a IA na medicina dentária, as revistas académicas e científicas podem enfrentar desafios para identificar se o texto é criado por humanos ou por IA num futuro próximo. É muito provável que a IA venha a ter um efeito significativo em vários aspectos diferentes dos domínios médico e dentário. Pode ser difícil imaginar o âmbito exato desses efeitos. No entanto, a IA ainda está na sua fase inicial e é necessária investigação adicional para compreender plenamente os seus potenciais benefícios. O ChatGPT pode processar informações a uma velocidade incomparável e ajudar o sector da saúde, oferecendo uma abordagem mais objetiva e baseada em provas para a tomada de decisões e diminuindo as hipóteses de erros humanos, podendo também ajudar no diagnóstico e prognóstico de doenças e, adicionalmente, fornecer um plano de tratamento mais individualizado.
No entanto, o ChatGPT é uma faca de dois gumes, tendo tanto caraterísticas fortes como possíveis desvantagens. Assim, o ChatGPT pode ainda produzir conteúdos incorrectos e ter efeitos prejudiciais nos cuidados de saúde, como preconceitos e problemas de privacidade, que não devem ser considerados facilmente. Estas limitações devem ser cuidadosamente tidas em conta aquando da sua aplicação na prática clínica. Por conseguinte, é necessária investigação adicional para averiguar o efeito do ChatGPT na qualidade e na eficiência dos seus instrumentos de avaliação. No que diz respeito à educação médica, o ChatGPT requer um elevado nível de exatidão, a fim de evitar as consequências de erros que possam conduzir a danos significativos para a segurança do doente. Embora o ChatGPT disponha de uma quantidade substancial de dados, a

possibilidade de fornecer informações incorrectas pode ser difícil de detetar por estudantes com formação limitada. Por conseguinte, devem ser criadas diretrizes e procedimentos de verificação claros, que devem ser testados exaustivamente por pessoal responsável.

É preocupante que os estudantes possam confiar no ChatGPT como fonte de informação primária e que este possa também facilitar a desonestidade académica. Isto pode ser evitado através da implementação de tecnologias de plágio que possam detetar conteúdos de IA. Recomenda-se que, ao começar a adotar tecnologias de IA no fluxo de trabalho do sistema de cuidados de saúde, um ser humano esteja envolvido no circuito. Assim, o resultado pode ser monitorizado e confirmado por prestadores de cuidados de saúde humanos para minimizar o risco potencial de erro.

CAPÍTULO 1 7

# CONSIDERAÇÕES CRÍTICAS SOBRE A INTELIGÊNCIA ARTIFICIAL

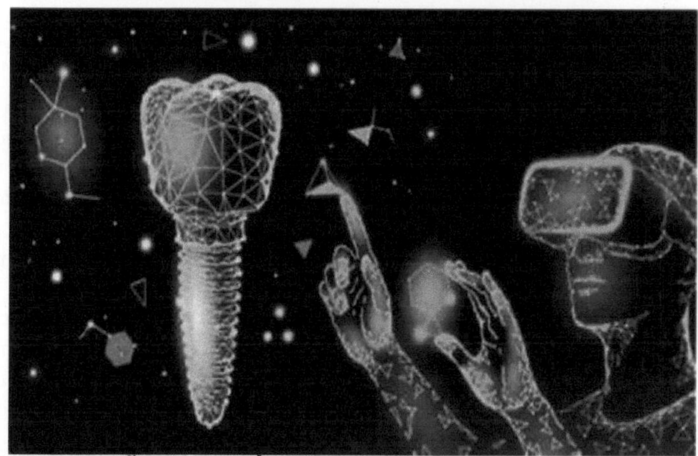

## CONSIDERAÇÕES CRÍTICAS SOBRE A INTELIGÊNCIA ARTIFICIAL

Do ponto de vista do diagnóstico periodontal, a IA está atualmente numa fase inicial de desenvolvimento e a falta de estudos comparativos para análise de custos, com e sem IA, impede uma avaliação mais aprofundada. Schwendicke et al. identificaram cáries em fase inicial utilizando a IA para melhorar a identificação em radiografias bitewing e provaram ser uma abordagem rentável.[240] Esta relação custo-eficácia baseou-se na sua capacidade acrescida de detetar com sensibilidade lesões de cárie iniciais, permitindo a sua gestão não restauradora e evitando assim a necessidade dispendiosa de tratamentos extensivos posteriores.[241]

A aplicação global da IA demonstrou o potencial para melhorar os cuidados de saúde, reduzindo simultaneamente as despesas. Este facto é particularmente notável devido aos custos substanciais e progressivamente acumulados associados aos cuidados ao longo da vida de um doente, predominantemente atribuídos às intervenções de restauração, protéticas e periodontais. No entanto, é fundamental reconhecer o carácter duplo desta situação. A IA também tem as suas próprias limitações. A principal preocupação prende-se com os significativos custos iniciais de instalação. Dado que os sistemas de IA requerem actualizações constantes, tanto em termos de hardware como de software, para se alinharem com os requisitos mais recentes, isto implica despesas contínuas. A incerteza no domínio das considerações éticas também paira sobre a aplicação da IA, uma vez que envolve dados médicos sensíveis utilizados tanto para fins de formação como de teste.

O maior obstáculo para a IA em vários sectores da saúde não reside em determinar as suas capacidades, mas sim em garantir a sua aceitação na prática clínica de rotina. Para conseguir uma adoção generalizada, os sistemas de IA têm de receber o aval dos organismos reguladores, integração nos sistemas públicos de saúde, normalização para um funcionamento consistente, orientação e formação para os médicos e financiamento adequado para um funcionamento contínuo. Embora estes desafios acabem por ser resolvidos, é provável que demore mais tempo do que os próprios avanços tecnológicos. No entanto, é cada vez mais evidente que as tecnologias de IA



não pode substituir completamente os médicos; pelo contrário, aumentará os prestadores de cuidados de saúde na prestação de cuidados aos doentes e os profissionais clínicos podem mudar para funções e horários de trabalho que maximizem a utilização de capacidades humanas únicas, como a compaixão, a motivação, a assimilação abrangente e, em geral, um sistema de cuidados de saúde centrado no doente.

Outra limitação à utilização da IA atualmente é a disponibilidade de dados insuficientes e imprecisos. Por conseguinte, é da responsabilidade dos dentistas e dos clínicos concentrarem-se na recolha e introdução de dados autênticos na sua base de dados, que serão plenamente utilizados para a IA em medicina dentária num futuro próximo.

Os profissionais de medicina dentária hesitam em adotar tecnologias baseadas na IA. É preferível uma solução alternativa que reúna as capacidades da tecnologia e do dentista, conciliando as caraterísticas humanas e da IA, para que o processo de recolha e categorização de dados seja isento de problemas, apesar de manter os aspectos humanos dos cuidados clínicos.[242]

CAPÍTULO 1 8

# CONSIDERAÇÕES ÉTICAS NO DOMÍNIO DA INTELIGÊNCIA ARTIFICIAL

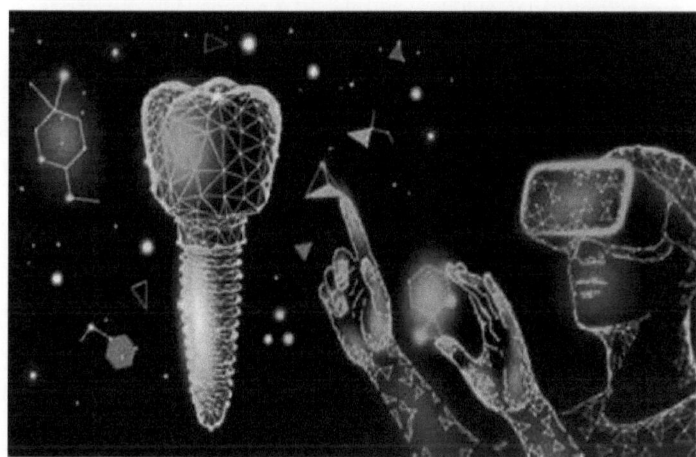

## CONSIDERAÇÕES ÉTICAS NO DOMÍNIO DA INTELIGÊNCIA ARTIFICIAL

A tecnologia médica é um dos mercados mais promissores do século XXI, com um valor de mercado estimado que se aproxima rapidamente dos mil biliões de dólares em 2019. Uma percentagem crescente das receitas deve-se à venda a retalho de dispositivos médicos (como os dispositivos de monitorização cardíaca) a uma população mais jovem, que não é o principal perfil de consumidor-alvo (porque problemas de saúde como a fibrilhação auricular são menos prováveis de aparecer). Devido a este fenómeno, a **Internet das Coisas (IoT)** está a redefinir o conceito de indivíduo saudável como uma combinação do eu quantificado (indicadores pessoais codificados no smartphone ou no wearable) e uma série de parâmetros de estilo de vida fornecidos pelo wearable (monitorização da atividade, controlo do peso, etc.).

Além disso, nos últimos dois anos, várias empresas de dispositivos portáteis concluíram acordos importantes com companhias de seguros ou governos para organizar uma distribuição em grande escala destes produtos: este tipo de iniciativas tem como principal objetivo induzir mudanças no estilo de vida de grandes populações. Enquanto os países ocidentais continuam a evoluir para sistemas de saúde centrados na responsabilidade individual do paciente em relação à sua própria saúde e bem-estar, as implicações éticas da monitorização médica contínua com dispositivos médicos através da Internet das coisas são frequentemente discutidas. Por exemplo, a monitorização contínua e as violações da privacidade têm o potencial de aumentar o estigma em torno dos doentes crónicos ou dos cidadãos mais desfavorecidos[243] e possivelmente penalizar os cidadãos que não conseguem adotar novos padrões de estilo de vida saudável, por exemplo, reduzindo o acesso aos seguros de saúde e aos cuidados de saúde; pouco ou nenhum debate tem sido centrado nestas potenciais e cruciais armadilhas na elaboração de políticas de saúde.

Neste quadro tecnopolítico, a questão da proteção e da propriedade dos dados torna-se cada vez mais crucial, embora já tenha mais de duas décadas.[244] A literatura descreve várias atitudes em relação à propriedade dos dados: embora alguns trabalhos defendam a propriedade comum de

***CONSIDERAÇÕES ÉTICAS NA INTELIGÊNCIA ARTIFICIAL*** dados dos pacientes para lucrar com abordagens de medicina personalizada,[245] consenso está a mudar para a propriedade do paciente, uma vez que tem efeitos positivos no envolvimento do paciente, bem como pode melhorar a partilha de informações se for desenvolvido um acordo de utilização de dados entre o paciente e os profissionais de saúde.[246] O desenvolvimento da IA deve garantir que essas tecnologias inteligentes não prejudicam os seres humanos e o estatuto moral das próprias máquinas.[247] No entanto, a exigência de privacidade nos cuidados de saúde pode deixar de ser possível com uma escala colossal de partilha de dados.[248] A incorporação da IA nos cuidados de saúde substituiria inevitavelmente alguns serviços estabelecidos e agravaria potencialmente as actuais desigualdades em matéria de saúde.

Estes paradoxos éticos sublinham a necessidade de estabelecer diretrizes claras para a forma como a IA é aplicada clinicamente. O julgamento da responsabilidade legal é outro dilema ético. Atualmente, a IA não é responsável, independentemente de ser utilizada de forma supervisionada ou não supervisionada. O médico assume a responsabilidade por cada doente e pela forma como a informação é utilizada.[249] A aplicação das mesmas normas sociais e éticas aceitáveis para os seres humanos é inadequada quando a fronteira da responsabilidade humana é cada vez mais esbatida pelo advento do diagnóstico baseado em IA não supervisionado e baseado em chatbots.[250]

CAPÍTULO 1 9

# QUESTÕES E DESAFIOS EM IMPLEMENTAÇÃO DA IA

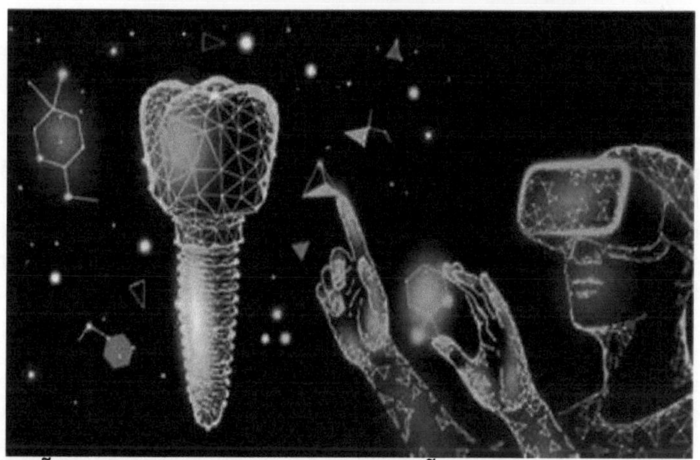

## QUESTÕES E DESAFIOS NA APLICAÇÃO DA I.A.

Apesar de a aplicação da IA nos cuidados de saúde ter um papel muito promissor, existem desafios tanto a nível técnico como ético. Os sistemas baseados na IA são baseados em máquinas e controlados e conduzidos por cientistas informáticos sem qualquer formação médica, o que levou a uma abordagem muito orientada para os problemas da aplicação da IA na prestação de cuidados de saúde.[251] A IA também não pode substituir os modelos contemporâneos de prestação de cuidados de saúde, cujo funcionamento depende totalmente das competências dos médicos e da comunicação entre os doentes e os médicos. A utilização de assistentes robóticos também criou vários problemas nos cuidados de saúde.[252]

Os profissionais de medicina dentária estão relutantes em aceitar as tecnologias baseadas na IA. A sugestão preferível é um modelo que acomode tanto elementos de IA como humanos, de modo a facilitar o processo de recolha e categorização de dados e, ao mesmo tempo, preservar os aspectos humanos dos cuidados clínicos. Na medicina dentária, por exemplo, as NN convolucionais só foram adoptadas em contextos de investigação a partir de 2015, principalmente em radiografias dentárias, e as primeiras aplicações que envolvem estas tecnologias estão agora a entrar na arena clínica.[253] Este facto é ainda mais surpreendente quando se reconhece que a medicina dentária é especialmente adequada para aplicar tarefas de IA:

1) Em medicina dentária, a imagiologia desempenha um papel importante e é a

pedra angular da viagem dentária da maioria dos pacientes, desde o rastreio até ao planeamento e condução do tratamento.

2) A medicina dentária utiliza regularmente diferentes materiais imagiológicos da mesma região anatómica do mesmo indivíduo, acompanhados regularmente por dados não imagiológicos, como registos clínicos e dados de história geral e dentária, incluindo condições sistémicas e medicamentos. Além disso, os dados são frequentemente recolhidos ao longo de vários períodos de tempo. A IA é adequada para integrar e cruzar estes dados de forma eficaz e melhorar o diagnóstico, a previsão e a tomada de decisões.

3) Muitas doenças dentárias (cáries, lesões apicais, perda óssea periodontal) são relativamente prevalecentes. A criação de conjuntos de dados com um elevado número de casos "afectados" pode ser gerida com esforços limitados.

Os dados médicos e dentários não estão tão disponíveis e acessíveis como outros dados, devido a preocupações com a proteção de dados e a obstáculos organizacionais. Os dados estão frequentemente fechados em sistemas segregados, individualizados e pouco interoperáveis. Os conjuntos de dados carecem de estrutura e são frequentemente relativamente pequenos, pelo menos quando comparados com outros conjuntos de dados no domínio da IA. Os dados sobre cada paciente são complexos, multidimensionais e sensíveis, com opções limitadas para os triangular ou validar.

Os dados médicos e dentários, por exemplo a partir de registos médicos electrónicos, mostram uma baixa exaustividade variável, com dados frequentemente em falta de forma sistemática e não aleatória. A amostragem conduz frequentemente a enviesamentos de seleção, com indivíduos excessivamente doentes (por exemplo, dados hospitalares), excessivamente saudáveis (por exemplo, dados recolhidos por dispositivos portáteis) ou excessivamente ricos (por exemplo, dados das pessoas que pagam cuidados dentários em países sem cobertura universal de cuidados de saúde) a estarem sobre-representados. As aplicações de IA desenvolvidas com base nesses dados serão inerentemente tendenciosas.[254]

O processamento de dados e a medição e validação de resultados são muitas vezes insuficientemente replicáveis e robustos na investigação em IA dentária. Continua a não ser claro o modo como os conjuntos de dados foram selecionados, curados e pré-processados. Os dados são muitas vezes utilizados tanto para a formação como para os testes, o que leva a um **"enviesamento de bisbilhotice de dados".**[255]

Os resultados da IA em medicina dentária muitas vezes não são imediatamente aplicáveis. A informação única fornecida pela maioria das actuais aplicações de IA para medicina dentária só parcialmente informará a necessária e complexa tomada de decisões nos cuidados clínicos.[256] Além disso, continuam a existir questões relacionadas com as responsabilidades e a transparência.

CAPÍTULO 20

# RECOMENDAÇÕES FUTURAS

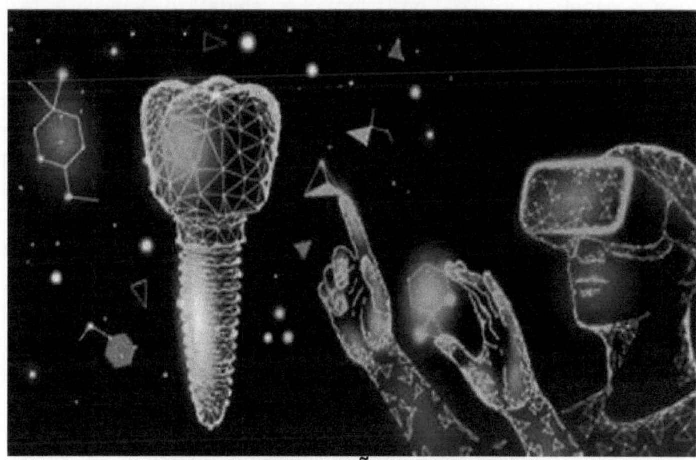

## RECOMENDAÇÕES FUTURAS

Devido à necessidade de precisão e de troca instantânea de informações em medicina dentária, a IA continuará a ligar-se à profissão de dentista em todos os aspectos. Com a tendência atual e o rápido desenvolvimento recente da IA, podemos esperar ver o seu impacto na medicina dentária num futuro muito próximo. A aprendizagem automática, especialmente a aprendizagem profunda, ajudará os investigadores a compreender melhor certas doenças multifactoriais; com a sua ajuda, será possível melhorar o conhecimento coletivo de doenças/condições orais que atualmente não são totalmente compreendidas. No futuro, esperamos que as clínicas dentárias criem um sistema de cuidados abrangentes com IA. Antes de cada consulta, o analisador do historial do paciente com IA avaliará o tratamento planeado com o sexo, a idade, os sinais vitais, o historial médico, os medicamentos actuais e o estado de saúde do paciente. O historial dentário do paciente será reconhecido a partir de uma série de radiografias e imagens 3D digitais. Com o gestor de pacientes de IA, os médicos poderão compreender melhor as preferências e as caraterísticas dos pacientes, o que melhorará a gestão dos mesmos. Durante a consulta, o diagnóstico proposto será gerado pelo detetor de problemas de IA, utilizando como referência toda a informação para o médico. As recomendações de tratamento serão fornecidas ao médico pela IA. As preocupações médicas críticas, como alergias, interações com doenças e interações medicamentosas, também serão consideradas. Além disso, a IA fornecerá feedback aos médicos durante o procedimento de tratamento para minimizar o erro humano. O resultado e o prognóstico serão previstos com exatidão. As tecnologias concebidas para os médicos dentistas ajudarão os clínicos a efetuar diagnósticos precisos e recomendações para planos de tratamento abrangentes, juntamente com o cálculo das possibilidades para cada um deles numa questão de segundos ou menos. O futuro "assistente dentário com IA" será capaz de analisar todas as informações disponíveis sobre o paciente e, potencialmente, ler as radiografias relevantes utilizando algoritmos pré-treinados. No entanto, esta ferramenta não substituirá o papel do médico; em alternativa, ajudará o dentista a fazer um diagnóstico melhorado e altamente preciso durante o tratamento dentário. O papel da IA permitirá várias propostas de tratamento interdisciplinares no planeamento do tratamento, com benefícios e possíveis complicações baseadas nas provas recolhidas. Os conhecimentos desta base de dados serão actualizados em tempo real a partir de uma base de dados científica. No entanto, os médicos que receberem as opções de "aconselhamento de IA" continuarão a ser responsáveis por tomar a decisão correta por si próprios. Com a atual tendência para a conceção assistida por computador/manufaturação assistida por computador (CAD/CAM), com certos materiais a exigirem um nível de precisão mais elevado em prótese dentária, será muito procurado um software de conceção laboratorial incorporado com capacidade de IA. Este software ajudará os técnicos de laboratório a conceberem próteses com contornos higiénicos, estética ideal e expectativas de falhas mínimas. Para as próteses dentárias fixas, será possível digitalizar a estrutura dentária existente com um scanner ótico intra-oral e, em seguida, utilizar o software para analisar e propor opções terapêuticas. Para o edentulismo parcial, o programa poderá utilizar o algoritmo para propor a possível conceção de próteses dentárias parciais removíveis. A terapia de implantes dentários será padronizada utilizando técnicas e tecnologias baseadas em investigação e clinicamente comprovadas. Após a realização de um exame CBCT e de um exame intra-oral, a IA funde automaticamente os dois, concebe a futura restauração e, em seguida, coloca o implante correto com o desenho adequado na posição ideal com base na espessura do tecido, no perfil de emergência, no tipo/espessura do osso e no historial médico específico do paciente. A partir daí, pode ser criada a guia cirúrgica e a cirurgia pode ser agendada. No futuro, os institutos e clínicas dentárias terão a oportunidade de construir a sua biblioteca de pacientes com IA. Com os grandes volumes de dados, incluindo os registos de saúde electrónicos, as radiografias digitais e os dados de acompanhamento longitudinal, será possível estabelecer uma fonte fiável para treinar o sistema de IA. A previsão do prognóstico será melhorada com uma melhor compreensão de grandes quantidades de dados. A biblioteca de dados científicos da IA manter-se-á actualizada com os conhecimentos actuais da literatura, uma vez que pode aprender com a base de dados científica. Além disso, os testes práticos podem ser efectuados sem preconceitos utilizando a digitalização intra-oral 3D para situações pré-clínicas e clínicas. Em vez de o paciente de cada aluno ser verificado por dois membros do corpo docente, o paciente pode ser digitalizado e a IA pode dar uma pontuação imparcial. Isto trará de volta a confiança aos sistemas de classificação e um feedback objetivo para a aprendizagem. Algumas escolas de medicina dentária, como a Columbia University College of Dental Medicine, já estão a incorporar a identificação por radiofrequência (RFID) nos instrumentos para compreender os tempos de utilização, câmaras nas cadeiras dentárias para registar os procedimentos e sensores de cadeira para determinar a hora de entrada e saída dos pacientes.[257] Com todos os grandes volumes de dados das escolas de medicina dentária, os estudantes de medicina podem aprender a praticar de forma eficiente e com melhor ergonomia e resultados a longo prazo. À medida que os serviços baseados na IA vão surgindo no mercado, os seus benefícios para o consultório dentário vão-se tornando mais proeminentes. Para os médicos dentistas de clínica geral, os algoritmos de IA que fornecem respostas baseadas em dados são uma forma potencialmente inovadora de os consultórios dentários tomarem decisões no futuro. Neste caso, os grandes volumes de dados permitem múltiplas formas de utilizar a IA para tomar decisões comerciais na prática. Por exemplo, as radiografias e os exames intra-orais podem ser utilizados para tomar decisões comerciais em grande escala, como a aquisição de clínicas, a gestão de materiais dentários e a formação do pessoal. No entanto, é digno de nota mencionar que uma compreensão básica da forma como os grandes volumes de dados são recolhidos e como os algoritmos de IA são programados é essencial para os médicos dentistas. Conhecer as vantagens e as actuais limitações das ferramentas de IA pode ajudar os médicos a selecionar o serviço de IA de forma sensata, à medida que mais produtos entram no mercado.

A utilização da IA pelos seguros dentários continuará a desenvolver-se e, em última análise, permitirá a aprovação imediata dos pedidos de indemnização. Isto permitirá que os médicos carreguem as suas radiografias, exames intra-orais e fotografias para uma seguradora e obtenham instantaneamente uma resposta ao seu pedido de indemnização, proporcionando assim transparência no processo e permitindo que os pacientes obtenham cuidados dentários mais rápidos sem o receio de não terem cobertura do seguro. Para além das técnicas clínicas, a experiência do paciente dentário irá aumentar com a utilização da IA. A tecnologia aprenderá as preferências dos pacientes para permitir uma experiência globalmente melhor. A IA saberá em que dias e a que horas o paciente prefere ir ao dentista, a que temperatura prefere a sala ou a cadeira, que música ou entretenimento prefere e até a iluminação que mais relaxa o paciente. Ao melhorar a experiência dos pacientes dentários, mais pacientes terão cuidados de saúde oral adequados e, consequentemente, uma melhor saúde sistémica. Novos avanços tecnológicos, por exemplo, emergentes da neurociência, podem ligar interfaces homem-sensor a robôs ou nano-robôs, que podem proporcionar excelentes tratamentos não invasivos, que de outra forma poderiam constituir um risco para o paciente. A investigação prospetiva poderia incidir nos domínios da neurociência e da nanociência.

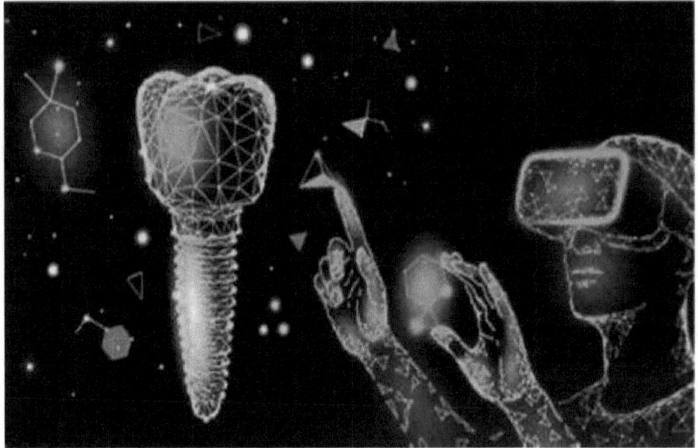

# CONCLUSÃO

A IA está preparada para ter um impacto significativo nas futuras opções de cuidados de saúde, particularmente no domínio da medicina de precisão, que é amplamente reconhecida como um ativo crucial nos cuidados de saúde. Embora as primeiras tentativas de recomendações de diagnóstico e terapia baseadas em IA tenham colocado desafios, prevê-se que a IA acabe por se tornar competente neste domínio. A segmentação automática com recurso à IA ajuda os operadores a acelerar a análise, em especial os que não estão habituados à análise visual, permitindo que os médicos prestem cuidados meticulosos aos doentes. Tendo em conta os rápidos avanços da IA na análise de imagens, é provável que a maioria das imagens de radiologia e patologia venha a ser analisada por sistemas de IA. Além disso, espera-se que as tecnologias de reconhecimento de voz e de texto se tornem mais predominantes na comunicação com os doentes e na transcrição de notas clínicas. O maior obstáculo para a IA em vários sectores da saúde não reside em determinar as suas capacidades, mas sim em garantir a sua aceitação na prática clínica de rotina.

Para conseguir uma adoção generalizada, os sistemas de IA têm de ser aprovados pelos organismos reguladores, integrados nos sistemas públicos de saúde, normalizados para um funcionamento consistente, orientados e formados para os clínicos e com financiamento adequado para um funcionamento contínuo. Embora estes desafios acabem por ser resolvidos, é provável que demore mais tempo do que os próprios avanços tecnológicos. No entanto, é cada vez mais evidente que as tecnologias de IA não podem substituir completamente os médicos; em vez disso, aumentarão os prestadores de cuidados de saúde na prestação de cuidados aos doentes e os profissionais clínicos podem mudar para funções e horários de trabalho que maximizem a utilização de capacidades humanas únicas, como a compaixão, a motivação, a assimilação abrangente e, em geral, um sistema de cuidados de saúde centrado no doente. A IA representa uma abordagem eficaz para analisar dados clínicos dentários. É promissor que a medicina dentária esteja a avançar na direção da tecnologia orientada para os dados e para os robôs. Embora esta tecnologia tenha sido aplicada a algumas das especialidades dentárias em contextos académicos e de investigação, ainda não foi totalmente introduzida na investigação dentária nem atingiu a prontidão tecnológica e a rentabilidade para entrar no mercado dentário. São necessários mais estudos, incluindo ensaios clínicos aleatórios, para confirmar o valor deste conceito na prática dentária, com o objetivo de prestar cuidados dentários orientados por dados e de elevado desempenho, que possam melhorar rapidamente a ciência, a economia e a disponibilização de opções de tratamento óptimas para os pacientes. Atualmente, a IA entrou em várias áreas da medicina dentária e tem prestado serviços significativos em cada uma delas. No entanto, em muitas áreas, tem havido esforços e ideias interessantes, mas que falharam, com mais progressos a serem feitos na utilização das potencialidades da IA. A entrada na fase de investimento em projectos de IA em medicina dentária pode facilitar a sua implantação e conduzir a novos desenvolvimentos de eficiência no domínio da medicina dentária.

No entanto, uma questão ainda pouco clara é a do impacto da IA na medicina dentária sobre o emprego neste sector e se as tecnologias de IA irão substituir os seres humanos ou se, pelo contrário, irão aumentar a sua eficiência. De acordo com a nossa análise dos antecedentes das tecnologias de IA existentes em medicina dentária, partimos do princípio de que os diferentes processos na profissão de dentista são em grande medida multidimensionais e exigem várias subtilezas em diferentes áreas. Analisando os tipos de subconjuntos de IA e observando os seus progressos, parece que a IA está ao serviço dos dentistas para aumentar a sua inteligência e eficiência, em vez de ser uma ameaça para os processos de emprego no sector da medicina dentária.

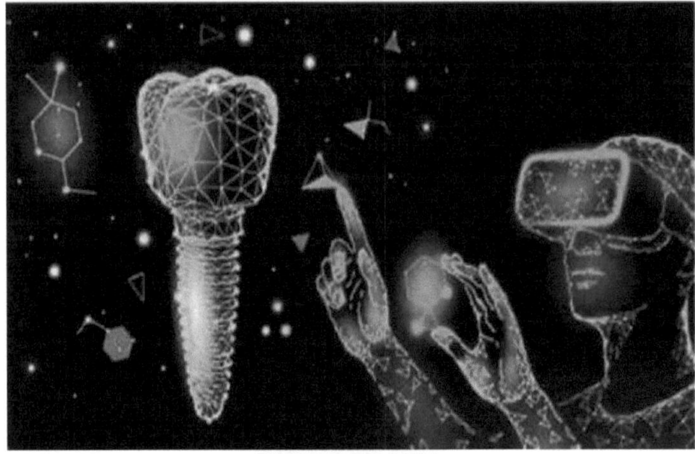

## BIBLIOGRAFIA

1) Armitage GC. Desenvolvimento de um sistema de classificação para doenças e condições periodontais. Ann Periodontol 1999;4 (1):1-6.

2) Papapanou PN, Sanz M, Buduneli N, Dietrich T, Feres M, Fine DH, et al. Periodontite: relatório de consenso do grupo de trabalho 2 do Workshop Mundial de 2017 sobre a Classificação de Doenças e Condições Periodontais e Peri-Implantares. J Periodontol 2018;89:S173-82.

3) Nazir MA. Prevalência da doença periodontal, sua associação com doenças sistémicas e prevenção. Int J Health Sci (Qassim) 2017;11,72-80.

4) Socransky SS, Haffajee AD. A etiologia bacteriana da doença periodontal destrutiva: conceitos actuais. J Periodontol 1992;63(4):322-31.

5) Loe H. Oral hygiene in the prevention of caries and periodontal disease (Higiene oral na prevenção de cáries e doença periodontal). Int Dent J 2000;50(3):129-39.

6) Elashiry M, Meghil MM, Arce RM, Cutler CW. Da sondagem periodontal manual à imagem digital 3-D e à capilaroscopia endoscópica: avanços recentes no diagnóstico da doença periodontal. J Periodontal Res. 2019;54(1):1-9.

7) Revilla-Leon M, G omez-Polo M, Vyas S, Barmak AB, Ozcan M, € Att W, et al. Aplicações de inteligência artificial em odontologia restauradora: uma revisão sistemática. J Prosthet Dent 2021.

8) Haddadin S, Suppa M, Fuchs S, Bodenmuller T, Albu-Schaffer A, Hirzinger G. Konzepte fur den Roboterassistenten der Zukunft - towards the robotic co-worker. at - Automatisierungstechnik 2010;58:695-708.

9) Russell S, Norvig P. Inteligência artificial: uma abordagem moderna. Edição global Pearson Education Limited; 2016.

10) Schwendicke F, Elhennawy K, Paris S. (2019). Deteção Radiográfica de Cáries: Uma Revisão Sistemática e Meta-análise. J Dent Res.

11) Estai, M., Kruger, E., Tennant, M. Aprendizagem automática para a deteção de perda óssea periodontal em radiografias panorâmicas dentárias. Doenças

orais, 2019.

12) Lomnitz, M. R., & Yansane, A. I. Aplicações da inteligência artificial em medicina dentária: Uma revisão. Informática Médica Aplicada, 2020.

13) Saini, H. S., Jain, P., & Manuja, N. Artificial Intelligence in Dentistry: Uma revisão. Jornal de Biologia Oral e Pesquisa Craniofacial, 2020.

14) Al-Fodeh, R., & Sui, Y. Artificial Intelligence (AI) in Dentistry: Uma revisão. Jornal de Pesquisa de Farmácia e Tecnologia, 2021.

15) Alshahrani, M., Zhang, J., Karim, A., Alshahrani, M. S., Al- Khalifa, K., Alshahrani, S. A review of teledentistry: Uma transformação no acesso aos cuidados dentários. Jornal de Telemedicina e Telecuidados, 2021.

16) Estai, M., Kanagasingam, Y., Huang, B., Shiikha, J., & Kruger, E. Bypassing Scanning: Captura direta de impressões dentárias usando digitalização 3D. PloS one, 2018.

17) Sarma, H., Meena, Y. K., & Pradhan, L. Role of Robotics in Dentistry: A Review. Journal of Pharmacy and Bioallied Sciences, 2021.

18) Alexander B, John S: Inteligência artificial em medicina dentária: conceitos actuais e uma espreitadela no futuro. Int J Adv Res. 2018, 6:1105-1108.

19) Khaleel BI, Aziz MS: Utilização de métodos de inteligência artificial para o diagnóstico de doenças da gengivite. J Phys Conf Ser. 2021, 1897:012027.

20) Devito KL, de Souza Barbosa F, Felippe Filho WN: Uma rede neural artificial perceptron multicamadas para diagnóstico de cárie dentária proximal. Oral Surg Oral Med Oral Pathol Oral Radiol Endod. 2008.

21) Ding H, Wu J, Zhao W, Matinlinna JP, Burrow MF, Tsoi JKH: Inteligência artificial em medicina dentária - uma revisão. Front Dent Med. 2023.

22) McCarthy, J., Minsky, M. L., Rochester, N., & Shannon, C. E. (1955). "A Proposal for the Dartmouth Summer Research Project on Artificial Intelligence". - Este documento seminal descreve a visão da Conferência de Dartmouth, onde o tormo "intoligôncia artificial" foi cunhado e o campo da IA foi oficialmente fundado.

23) Russell, S., & Norvig, P. (2010). "Inteligência Artificial: Uma Abordagem Moderna".

24) Dave, M.; Patel, N. Artificial intelligence in healthcare and education (Inteligência artificial nos cuidados de saúde e na educação). Br. Dent. J. 2023, 234, 761-764.

25) Vaishya, R.; Javaid, M.; Khan, I.H.; Haleem, A. Aplicações de Inteligência Artificial (IA) para a pandemia de COVID-19. Diabetes Metab. Syndr. 2020, 14, 337-339.

26) Morch, C.M.; Atsu, S.; Cai, W.; Li, X.; Madathil, S.A.; Liu, X.; Mai, V.; Tamimi, F.; Dilhac, M.A.; Ducret, M. Artificial Intelligence and Ethics in Dentistry: A Scoping Review. J. Dent. Res. 2021, 100, 1452-1460.

27) Kassebaum NJ, Bernabe E, Dahiya M, Bhandari B, Murray CJ, Marcenes W. Peso global da periodontite grave em 19902010: uma revisão sistemática e meta-regressão. J Dent Res. 2014;93(11):1045-53.

28) Lee, K.S. Jung, S.K. Ryu, J.J. Shin, S.W. Choi, J. Avaliação da aprendizagem por transferência com redes neurais convolucionais profundas para o rastreio da osteoporose em radiografias panorâmicas dentárias. J. Clin. Med. 2020, 9, 392.

29) Lee, C.T. Kabir, T. Nelson, J. Sheng, S.; Meng, H.W. Van Dyke, T.E. Walji,

M.F. Jiang, X.; Shams, S. Utilização da abordagem de aprendizagem profunda para medir o nível do osso alveolar. J. Clin. Periodontol. 2022, 49, 260-269
30) Arai Y, Tammisalo E, Iwai K, et al. (1999) Desenvolvimento de um aparelho compacto de tomografia computorizada para uso dentário. Dentomaxilofac. Radiol 28:245-248.
31) Bhatt, Bhumika, J. Patel Premal e Hetal Gaudani. "Um artigo de revisão sobre o sistema de recomendação baseado em aprendizado de máquina 1." (2014).
32) Khanagar SB, Al-Ehaideb A, Maganur PC, et al: Desenvolvimentos, aplicação e desempenho da inteligência artificial em odontologia - Uma revisão sistemática. J Dent Sci. 2021.
33) Monterubbianesi, R.; Tosco, V.; Vitiello, F.; Orilisi, G.; Fraccastoro, F.; Putignano, A.; Orsini, G. Augmented, Virtual and Mixed Reality in Dentistry: Uma Revisão Narrativa sobre as Plataformas Existentes e os Desafios Futuros. Appl. Sci. 2022, 12, 877.
34) Saathvika Ramani, R. Vijayalakshmi*, Jaideep Mahendra, Burni ce NalinaKumari C, Nikita Ravi,Artificial intelligence in periodontics - An overview, IP International Journal of periodontology and Implantology, Volume : 8(2): 2023, 71-74.
35) Divya Tandon, Jyotika Rajawat, Monisha Banerjee,Presente e futuro da inteligência artificial em medicina dentária,Journal of Oral Biology and Craniofacial Research, 10(4),2020, 391-396.
36) Khanagar, S.B.; Al-Ehaideb, A.; Maganur, P.C.; Vishwanathaiah, S.; Patil, S.; Baeshen, H.A.; Sarode, S.C.; Bhandi, S. Developments, application, and performance of artificial intelligence in dentistry-A systematic review. J. Dent. Sci. 2021, 16, 508-522.
37) McCulloch WS, Pitts W. Um cálculo lógico das ideias imanentes à atividade nervosa. Bull Math Biol. 1990;52(1-2):99- 115.
38) Park WJ, Park JB. História e aplicações das redes neuronais artificiais em medicina dentária. Eur J Den. 2018;12(4):594-601.
39) Newell A, Simon HA. A ciência da computação como investigação empírica: símbolos e pesquisa. Commun ACM. 1976;19:113-126.
40) Tunjugsari V, Sabiq A, Sofro ASM, Kardiana A. Investigando os factores de sucesso do CDSS com testes de usabilidade. Int J Adv Comput Sci Appl. 2017;8(11):548-554.
41) Ansari Moghaddam S, Abbasi S, Sanei Moghaddam E, Ansari Moghaddam A. Triglicéridos e níveis de colesterol em doentes com periodontite crónica. Health Scope. 2015;4(2).
42) Wang J, Suenaga H, Yang L, Kobayashi E, Sakuma I. Realidade aumentada transparente em vídeo para cirurgia oral e maxilofacial. Int J Med Robot. 2017;13(2)
43) Ewers R, Schicho K, Undt G, et al. Investigação básica e 12 anos de experiência clínica em tecnologia de navegação assistida por computador: uma revisão. Int J Oral Maxillofac Surg. 2005;34:1-8.
44) Wagner A, Rasse M, Millesi W, Ewers R. Realidade virtual para cirurgia ortognática: o conceito de ambiente de realidade aumentada. J Oral Maxillofac Surg. 1997;55(5):456-462.

45) Ma M, Fallavollita P, Seelbach I, et al. Realidade aumentada personalizada para o ensino da anatomia. Clin Anat. 2016;29:446-453.
46) Rodrigues, J.A.; Krois, J.; Schwendicke, F. Desmistificando a inteligência artificial e o deep learning na odontologia. Braz. Oral Res. 2021, 35, 094.
47) Talpur, S.; Azim, F.; Rashid, M.; Syed, S.A.; Talpur, B.A.; Khan, S.J. Uses of Different Machine Learning Algorithms for Diagnosis of Dental Caries. J. Healthc. Eng. 2022, 2022, 5032435.
48) Murata, M.; Ariji, Y.; Ohashi, Y.; Kawai, T.; Fukuda, M.; Funakoshi, T.; Kise, Y.; Nozawa, M.; Katsumata, A.; Fujita, H.; et al. Classificação de aprendizagem profunda utilizando uma rede neural convolucional para avaliação da sinusite maxilar em radiografia panorâmica. Oral Radiol. 2019, 35, 301-307.
49) Furman Elena., et al. "Virtual reality distraction for pain control during periodontal scaling and root planing procedures" [Distração de realidade virtual para controlo da dor durante procedimentos de destartarização e alisamento radicular periodontais]. The Journal of the American Dental Association 140.12 (2009): 1508-1516.
50) Sohmura Taiji, et al. "Fabrico CAD/CAM e aplicação clínica de modelos cirúrgicos e modelos ósseos na cirurgia de implantes orais". Clinical Oral Implants Research 20.1 (2009): 87-93.
51) Chia, H. N., e Wu, B. M. (2015). Avanços recentes na impressão 3D de biomateriais. J. Biol. Eng. 9:4.
52) Oberoi, G., Nitsch, S., Edelmayer, M., Janjic, K., Muller, A. S., & Agis, H. (2018). Impressão 3D - abrangendo as facetas da odontologia. Fronteiras em bioengenharia e biotecnologia, 6, 172. doi:10.3389/fbioe.2018.00172.
53) Queiroga IS de M, Falcao MC de AV, Alves-Silva EG, Melo EL de, Gerbi MEM de M, Bispo MEA, Sa RAG de, Menezes MRA de. Robótica em procedimentos cirúrgicos orais: Revisão integrativa. Pesquisa, Sociedade e Desenvolvimento [Internet] 2021;10(4):e1010413730.
54) Vicini, C.; Dallan, I.; Canzi, P.; Frassineti, S.; La Pietra, M.G.; Montevecchi, F. Ressecção robótica transoral da base da língua na síndrome da apneia-hipopneia obstrutiva do sono: Um relatório preliminar. ORL J. Otorhinolaryngol. Relat. Spec. 2010, 72, 22-27.
55) Meccariello, G.; Cammaroto, G.; Montevecchi, F.; Hoff, P.T.; Spector, M.E.; Negm, H.; Shams, M.; Betllini, C.; Zeccalrdo, E.; Vicini, C. Transoral robotic surgery for the management of obstructive sleep apnea: Uma revisão sistemática e meta-análise. Eur. Arch. Otorhinolaryngol. 2017, 274, 647-653.
56) Albu-Schaffer A, Haddadin S, Ott C, Stemmer A, Wimbock T, Hirzinger G. O robô leve DLR - conceitos de conceção e controlo para robôs em ambientes humanos. Ind Robot 2007;34:376-85.
57) Albu-Schaffer A, Eiberger O, Fuchs M, Grebenstein M, Haddadin S, Ott C, et al. Anthropomorphic soft robotics - from torque control to variable intrinsic compliance. In: Pradalier C, Siegwart R, Hirzinger G, editores. 14° Simpósio Internacional de Investigação Robótica. Lucerna, Suíça: Springer Berlin Heidelberg; 2009. p. 185-207.
58) Hagn U, Konietschke R, Tobergte A, Nickl M, Jorg S, Kubler B, et al. DLR MiroSurge: um sistema versátil para investigação em telecirurgia endoscópica. Int

J Comput Assist Radiol Surg 2010;5:183-93.
59) Hogan N. Controlo da impedância: uma abordagem à manipulação: Parte II. Implementação. J Dynam Syst Meas Control 1985;107:8.
60) Haddadin S, Albu-Schaeffer A, Hirzinger G. Requirements for safe robots: measurements, analysis and new insights. Int J Robot Res 2009;28:11-2.
61) Haddadin S. Towards safe robots. Berlin/Heidelberg: Springer; 2014.
62) Kapoor S, Arora P, Kapoor V, Jayachandran M, Tiwari M. Haptics - tecnologia de feedback tátil que alarga o horizonte da medicina. J Clin Diagn Res 2014;8:294-9.
63) Abe S, Noguchi N, Matsuka Y, Shinohara C, Kimura T, Oka K, et al. Efeitos educativos utilizando um sistema de simulação de paciente robô para o desenvolvimento da atitude clínica. Eur J Dent Educ 2018;22:e327-36.
64) Ortiz Simon JL, Martinez AM, Espinoza DL, Romero Velazquez JG. Sistema de assistente mecatrónico para manuseamento de brocas dentárias. Int J Med Robot 2011;7:22-6.
65) Nelson CA, Hossain SG, Al-Okaily A, Ong J. Uma nova máquina de venda automática para fornecer ferramentas de canal radicular durante a cirurgia. J Med Eng Technol 2012;36:102-16.
66) Faber, J.; Faber, C.; Faber, P. Artificial Intelligence in Orthodontics. APOS Trends Orthod. 2019, 9, 201-205.
67) Tanikawa, C.; Yamashiro, T. Desenvolvimento de novos sistemas de inteligência artificial para prever a morfologia facial após cirurgia ortognática e tratamento ortodôntico em pacientes japoneses. Sci. Rep. 2021, 11, 15853.
68) Impellizzeri, A.; Horodinsky, M.; Barbato, E.; Polimeni, A.; Salah, P.; Galluccio, G. Aplicação de monitorização dentária: É uma inovação válida na prática da ortodontia? Clin. Ter. 2020, 171, 260-267.
69) Thurzo, A.; Urbanova, *W.;* Novak, B.; WaczuKkova, I.; Varga, I. Utilização de um distalizador ortodôntico impresso em 3D para tratamento híbrido dentário em más oclusões unilaterais de classe II. Materials 2022, 15, 1740.
70) Gharavi, S.M.H.; Faghihimehr, A. Clinical Application of Artificial Intelligence in PET Imaging of Head and Neck Cancer (Aplicação clínica da inteligência artificial na imagiologia PET do cancro da cabeça e do pescoço). PET Clin. 2022, 17, 65-76.
71) Kumar, V.; Gu, Y.; Basu, S.; Berglund, A.; Eschrich, S.A.; Schabath, M.B.; Forster, K.; Aerts, H.J.W.L.; Dekker, A.; Fenstermacher, D.; et al. Radiomics: The Process and the Challenges. Magn. Reson. Imaging 2012, 30, 1234-1248.
72) Bouletreau, P.; Makaremi, M.; Ibrahim, B.; Louvrier, A.; Sigaux, N. Inteligência Artificial: Aplicações em cirurgia ortognática. J. Stomatol. Oral Maxillofac. Surg. 2019, 120, 347-354.
73) Ekert, T.; Krois, J.; Meinhold, L.; Elhennawy, K.; Emara, R.; Golla, T.; Schwendicke, F. Deep Learning for the Radiographic Detection of Apical Lesions. J. Endod. 2019, 45, 917-922.e5.
74) Li, C.W.; Lin, S.Y.; Chou, H.S.; Chen, T.Y.; Chen, Y.A.; Liu, S.Y.; Liu, Y.L.; Chen, C.A.; Huang, Y.C.; Chen, S.L.; et al. Deteção de lesões apicais dentárias usando Cnns na radiografia periapical. Sensores 2021, 21, 7049.
75) Sacher, M.; Schulz, G.; Deyhle, H.; Jager, K.; Muller, B. Precisão dos

scanners intra-orais comerciais. J. Med. Imaging 2021, 8, 035501.
76) Yamaguchi, S.; Lee, C.; Karaer, O.; Ban, S.; Mine, A.; Imazato, S. Previsão da descolagem de coroas de resina composta CAD/CAM com IA. J. Dent. Res. 2019, 98, 1234-1238.
77) Marinello, C.; Brugger, R. Digital Removable Complete Denture-An Overview. Curr. Oral Health Rep. 2021, 8, 117131.
78) Ferro, A.S.; Nicholson, K.; Koka, S. Innovative Trends in Implant Dentistry Training and Education (Tendências Inovadoras na Formação e Educação em Implantologia): Uma Revisão Narrativa. J. Clin. Med. 2019, 8, 1618.
79) Mendoza, G.; Cornejo, H.; Villanueva, M.; Alva, R.; Souza, A. Cirurgia Plástica Periodontal para Alongamento Estético da Coroa Utilizando a Fusão de Dados e um Guia Cirúrgico CAD-CAM. J. Prosthet. Dent. 2020.
80) Farhadian, M.; Shokouhi, P.; Torkzaban, P. Um sistema de apoio à decisão baseado na máquina de vetor de suporte para o diagnóstico da doença periodontal. BMC Res. Notes 2020, 13, 337.
81) Li, W.; Chen, Y.; Sun, W.; Brown, M.; Zhang, X.; Wang, S.; Miao, L. Um método de identificação de gengivite baseado na equalização de histograma adaptativo limitado por contraste, matriz de coocorrência de nível de cinzento e máquina de aprendizagem extrema. Int. J. Imaging Syst. Technol. 2019, 29, 77-82.
82) Alotaibi G, Awawdeh M, Farook FF, Aljohani M, Aldhafiri RM, Aldhoayan M: Ferramentas de diagnóstico de inteligência artificial (IA): utilização de uma rede neural convolucional (CNN) para avaliar radiograficamente o nível ósseo periodontal - um estudo retrospetivo. BMC Saúde Oral. 2022, 22:399.
83) Ozden FO, Ozgonenel O, Ozden B, Aydogdu A: Diagnóstico de doenças periodontais utilizando diferentes algoritmos de classificação: um estudo preliminar. Niger J Clin Pract. 2015, 18:416-421.
84) Amiri Z, Mohammad K, Mahmoudi M, Parsaeian M, Zeraati H: Avaliação do efeito de preditores quantitativos e qualitativos na sobrevivência de indivíduos com cancro gástrico utilizando modelos hierárquicos de redes neurais artificiais. Crescente Vermelho do Irão Med J. 2013, 15:42-48.
85) Shankarapillai R, Mathur LK, Nair MA, Rai N, Mathur A: Avaliação do risco de periodontite utilizando duas redes neuronais artificiais - um estudo piloto. Int J Dent Clin. 2010, 2:36-40.
86) Aberin STA, de Goma JC: Deteção de doença periodontal usando redes neurais convolucionais 2018 IEEE 10ª Conferência Internacional sobre Humanoide, Nanotecnologia, Tecnologia da Informação, Comunicação e Controlo, Ambiente e Gestão (HNICEM). IEEE, Cidade de Baguio, Filipinas; 2018.
87) Balaei AT, de Chazal P, Eberhard J, Domnisch H, Spahr A, Ruiz K: Deteção automática de periodontite utilizando imagens intra-orais. 2017 39.ª Conferência Internacional Anual da Sociedade de Engenharia em Medicina e Biologia do IEEE (EMBC). IEEE, Jeju, Coreia (Sul); 2017. 3906-3909.
88) Lee JH, Kim DH, Jeong SN, Choi SH: Diagnóstico e previsão de dentes periodontalmente comprometidos usando um algoritmo de rede neural convolucional baseado em aprendizado profundo. J Periodontal Implant Sci.

2018, 48:114-123.
89) Manigrasso J, Chillon I, Genna V, et al: Visualizing group II intron dynamics between the first and second steps of splicing. Nat Commun. 2020, 11:2837.
90) Schwendicke F, Samek W, Krois J: Inteligência artificial em medicina dentária: oportunidades e desafios. J Dent Res. 2020, 99:769774.
91) Chang HJ, Lee SJ, Yong TH, et al: Método híbrido de aprendizado profundo para diagnosticar automaticamente a perda óssea periodontal e o estágio da periodontite. Sci Rep. 2020, 10:7531.
92) Nakhleh MK, Quatredeniers M, Haick H. Deteção de halitose no hálito: Entre o passado, o presente e o futuro. Oral Dis. 2017;24(5):1- 11.
93) Luciano C, Banerjee P, DeFanti T. Simulador de treino periodontal de realidade virtual baseado em haptics. Virtual Reality. 2009;13:69-85.
94) Papapanou PN, Sanz M, Buduneli N, et al. Periodontitis: consensus report of workgroup 2 of the 2017 world workshop on the classification of periodontal and peri-implant diseases and conditions. J Clin Periodontol. 2018;45(Suppl 20):S162-170.
95) Rams TE, Listgarten MA, Slots J. Utilidade da lâmina dura crestal radiográfica para prever a atividade da doença na periodontite. J Clin Periodontol. 1994;21(9):571-576.
96) Benn DK. Uma revisão da fiabilidade das medições radiográficas na estimativa das alterações do osso alveolar. J Clin Periodontol. 1990;17 (1):14-21.
97) Chang J, Chang M-F, Angelov N, et al. Aplicação da aprendizagem automática profunda para o diagnóstico radiográfico da periodontite. Clin Oral Investig. 2022;26(11):6629-6637.
98) Hiraiwa, Teruhiko & Ariji, Yoshiko & Fukuda, Motoki & Kise, Yoshitaka & Nakata, Kazuhiko & Katsumata, Akitoshi & Fujita, Hiroshi & Ariji, Eiichiro. (2018). Um sistema de inteligência artificial de aprendizagem profunda para avaliação da morfologia radicular do primeiro molar mandibular em radiografia panorâmica. Radiologia Dentomaxilofacial. 48. 201802-18
99) M. Samuel, G.S.Bhat : Uma revisão sobre sondas periodontais. O jornal da sociedade indiana de periodontologia 1998: vol1: No1:6-7.
100) Gabathuler H, Hassell T. Uma sonda periodontal sensível à pressão. Helvetica Odontologica Ata 15 : 144-117.
101) Van der velden, U. & devries, J.H. Introdução de uma nova sonda periodontal: a sonda de pressão J Clin Periodontology 6 ; 106-114.
102) Listergan,M.A., Mao, R.& Robinson, p.J. periodontol probing and the relationship of the probe tip to periodontal tissues. J Clin Periodontology 7; 165-176.
103) Newman, Carranza, Takei - Periodontologia clínica Publicação W.B.Saunders
104) Birek, p., Mcculloch, C.A.G. & Hardy, V.Gingival attachment level measurements with an automated periodontol probe. J Clin Periodontology 2004; 14: 472- 477
105) Hancock EB, Wirthlin MR. A localização da ponta da sonda de periodontologia J Periodontol 1981 ; 52 : 124-129.
106) Gibbs CH, Hirschfeld JW, Lee JG, et al. Descrição e avaliação clínica de uma nova sonda periodontal computorizada - The florida probe. J Clin Periodontology

15; 137-144
107) Brickley MR, Shepherd JP, Armstrong RA. Redes neurais: uma nova técnica para o desenvolvimento de sistemas de apoio à decisão em medicina dentária. J Dent 1998; 26: 305-309.
108) Ainamo J, Ainamo A. Avaliação do risco de recorrência da doença durante os cuidados periodontais de apoio. Considerações epidemiológicas. J Clin Periodontol 1996; 23: 232-239.
109) Page RC, Krall EA, Martin J, Mancl L, Garcia RI. Validade e precisão de uma calculadora de risco na previsão da doença periodontal. J Am Dent Assoc 2002; 133: 569-576.
110) MOller M. A scaled conjugate gradient algorithm for fast supervised learning. Neural Networks 1993; 6: 525-533.
111) Ahmed FE. Artificial neural networks for diagnosis and survival prediction in colon cancer (Redes neurais artificiais para diagnóstico e previsão de sobrevivência no cancro do cólon). Mol Cancer 2005; 4: 29.
112) Lupi, S.M.; Redoglia, L.; Rodriguez, Y.; Baena, A.; Garbelli, G.; Rodriguez, Y.; Baena, R. Deteção de inflamação peri-implantar através da utilização de um teste de cadeira de metaloproteinase-8 da matriz. Minerva Stomatol. 2019, 68, 168-176.
113) Obuchowicz, R.; Nurzynska, K.; Obuchowicz, B.; Urbanik, A.; Piorkowski, A. Melhoria da deteção de cáries utilizando mapas de caraterísticas de textura de radiografias intra-orais. Oral Radiol. 2018, 36, 275-287.
114) Nardi, G.M.; Grassi, R.; Di Giorgio, R. La terapia di mantenimento e l'approccio clinico D-BIOTECH: Case report. Dental Tribune, 26 de julho de 2017.
115) Horner, K.; Drage, N.; Brettle, D. A Perspetiva Histórica. Em Twenty-First Century Imaging; Nairn, H.F., Ed.; Quintessence Publishing Co., Ltd.: Batavia, IL, EUA, 2008; pp. 1-11.
116) Ludlow, J.B.; Mol, A. Digital imaging. Em Oral Radiology Principles and Interpretation (Princípios e interpretação da radiologia oral); White, S.C., Ed.; Elsevier: Amesterdão, Países Baixos, 2009; pp. 78-99.
117) Kwon, T.; Lamster, I.B.; Levin, L. Conceitos actuais no tratamento da periodontite. Int. Dent. J. 2020, 71, 462-476.
118) Bui, F.Q.; Almeida-Da-Silva, C.L.C.; Huynh, B.; Trinh, A.; Liu, J.; Woodward, J.; Asadi, H.; Ojcius, D.M. Association between periodontal pathogens and systemic disease. Biomed. J. 2019, 42, 27-35.
119) Papapanou, P.N.; Tonetti, M.S. Diagnóstico e epidemiologia das lesões ósseas periodontais. Periodontologia 2000 2000, 22, 821.
120) Alotaibi, G.; Awawdeh, M.; Farook, F.F.; Aljohani, M.; Aldhafiri, R.M. Aldhoayan, M. Ferramentas de diagnóstico de inteligência artificial (IA): Utilização de uma rede neural convolucional (CNN) para avaliar radiograficamente o nível ósseo periodontal - um estudo retrospetivo. BMC Oral Health 2022, 22, 399.
121) McCarthy, J.; Minsky, M.L.; Rochester, N.; Shannon, C.E. A Proposal for the Dartmouth Summer Research Project on Artificial Intelligence, 31 de agosto de 1955. AI Mag. 2006, 27, 12-14.
122) Chartrand, G.; Cheng, P.M.; Vorontsov, E.; Drozdzal, M.; Turcotte, S.; Pal, C.J.; Kadoury, S.; Tang, A. Deep Learning: Uma cartilha para radiologistas.

RadioGraphics 2017, 37, 2113-2131.
123)White SC, Pharoah MJ, eds. Oral Radiology-E-Book: Principles and Interpretation. Elsevier Health Sciences, 2014.
124)Tuzoff DV, Tuzova LN, Bornstein MM, et al. Deteção e numeração de dentes em radiografias panorâmicas usando redes neurais convolucionais. Dentomaxillofacial Radiol 2019;48:20180051.
125)Al-Omari WM, Al-Omiri MK. Ansiedade dentária entre estudantes universitários e a sua correlação com a sua área de estudo. J Appl Oral Sci. 2009;17:199-203.
126)Kaufman E, Weinstein P, Milgrom P. Dificuldades na obtenção de anestesia local. J Am Dent Assoc. 1984;108:205-8.
127)Nicholson JW, Berry TG, Summitt JB, Yuan CH, Witten TM. Perceção da dor e utilidade: Uma comparação entre a seringa e as técnicas de injeção local computorizadas. Gen Dent 2001;49:167- 72.
128)Perry DA, Loomer PM. Maximizar o controlo da dor. A injeção AMSA pode proporcionar anestesia com poucas injecções e menos dor. Dimens Dent Hyg 2003;1:28-33.
129)Tan PY, Vukasin P, Chin ID, Ciona CJ, Orteqa AE, Anthone GJ, et al. O sistema de administração de anestésico local Wand: Uma experiência mais agradável para a anestesia anal. Dis Colon Rectum 2001;44:686-9.
130)Melzac R, Wall PD. Mecanismos da dor: Uma nova teoria. Science. 1965;150:971-9.
131)Kleinknecht RA, Klepac RK, Alexander LD. Origens e caraterísticas do medo da medicina dentária. J Am Dent Assoc 1973; 86: 842- 8.
132)Milgrom P, Mancl L, King B, Weinstein P. Origins of childhood dental fear. Behav Res Ther 1995; 33: 313-9.
133)Hochman M, Chiarello D, Hochman CB, Lopatkin R, Pergola S. Administração de anestésico local computorizada vs. técnica tradicional com seringa. Resposta subjectiva à dor. N Y State Dent J 1997; 63: 24-9.
134)Langthasa M, Yeluri R, Jain AA, Munshi AK. Comparação da perceção da dor em crianças utilizando uma seringa de controlo de conforto e uma técnica de injeção convencional durante procedimentos dentários pediátricos. J Indian Soc Pedod Prev Dent 2012; 30: 323-8.
135)Baghlaf K, Alamoudi N, Elashiry E, Farsi N, El Derwi DA, Abdullah AM. O comportamento relacionado com a dor e a perceção da dor associada à anestesia computorizada em pulpotomias de molares primários mandibulares: A randomized controlled trial. Quintessence Int 2015; 46: 799-806.
136)Dr. S. S. Sharma, Dr. S. Aruna Sharma, Dr. C. Saravanan, Dr. Sathyabama. Novos fármacos anestésicos locais e sistemas de administração em medicina dentária - uma atualização. IOSR Journal of Dental and Medical Sciences.Volume 1, Edição 4 (Set-Out. 2012), PP 10-16.
137)Pashley EL, Nelson R, Pashley DH. Pressões criadas por injecções dentárias. J Dent Res. 1981;60:1742-8.
138)Zimmermann, M.; Mehl, A.; Mormann, W.H.; Reich, S. Sistemas de digitalização intra-orais - uma panorâmica atual. Int. J. Comput. Dent. 2015, 18, 101-129.

139) Aswani, K.; Wankhade, S.; Khalikar, A.; Deogade, S. Precisão de uma impressão digital intra-oral: Uma revisão. J. Indian Prosthodont. Soc. 2020, 20, 27.
140) Kaewbuasa, N.; Ongthiemsak, C. Efeito de diferentes larguras de arcada na exatidão de três scanners intra-orais. J. Adv. Prosthodont. 2021, 13, 205.
141) Bedrossian, E.A.; Bedrossian, E.; Kois, J.C.; Revilla-Leon, M. Utilização de um sistema ótico de rastreio da mandíbula para registar o movimento mandibular para planeamento do tratamento e conceção de próteses provisórias e definitivas: Uma técnica dentária. J. Prosthet. Dent. 2022, no prelo.
142) Devi, S.; Nallaswamy, D.; Venugopalan, S. Analisadores oclusais protéticos - uma revisão abrangente. Int. J. Dent. Oral Sci. 2021, 8, 3550-3554.
143) Cerna, M.; Ferreira, R.; Zaror, C.; Navarro, P.; Sandoval, P. Validade e fiabilidade do T-Scan® III para medir a força em condições laboratoriais. J. Oral Rehabil. 2015, 42, 544-551.
144) Buduru, S.; Mesaros, A.; Talmaceanu, D.; Baru, O.; Ghiurca, R.; Cosgarea, R. Oclusão na era digital: Um relato de 3 casos. Med. Pharm. Rep. 2019, 92 (Suppl. S3), S78.
145) Ayuso-Montero, R.; Mariano-Hernandez, Y.; Khoury-Ribas, L.; Rovira-Lastra, B.; Willaert, E.; Martinez-Gomis, J. Fiabilidade e validade do T-scan e do scanner intra-oral 3d para medir a área de contacto oclusal. J. Prosthodont. 2020, 29, 19-25.
146) Reich S, Vollborn T, Mehl A, Zimmermann M. Sistemas de impressão ótica intra-orais - uma visão geral. Int J Comput Dent 2013;16(2):143-62.
147) Logozzo S, Franceschini G, Kilpela A, et al. Uma análise comparativa dos scanners digitais 3d intra-orais para dentisteria de restauração. The Internet Journal of Medical Technology 2011;5(1).
148) Liu, J.; Ruan, J.; Weir, MD; Ren, K.; Schneider, A.; Wang, P.; Oates, TW; Chang, X.; Xu, HHK Regeneração periodontal de osso-ligamento-cemento via andaimes e células-tronco. Células 2019, 8, 537.
149) Han, J.; Menicanin, D.; Gronthos, S.; Bartold, P.M. Stem cells, tissue engineering and periodontal regeneration (Células estaminais, engenharia de tecidos e regeneração periodontal). Aust. Dent. J. 2014, 59 (Suppl. 1), 117-130.
150) Zhai, Q.; Dong, Z.; Wang, W.; Li, B.; Jin, Y. Células estaminais dentárias e regeneração de tecidos dentários. Front. Med. 2019, 13, 152-159.
151) Tomokiyo, A.; Wada, N.; Maeda, H. Células estaminais do ligamento periodontal: Regenerative Potency in Periodontium. Stem Cells Dev. 2019, 28, 974-985.
152) Gao, X.; Shen, Z.; Guan, M.; Huang, Q.; Chen, L.; Qin, W.; Ge, X.; Chen, H.; Xiao, Y.; Lin, Z. Papel imunomodulador das células estaminais de dentes decíduos esfoliados humanos na regeneração periodontal. Tissue Eng. Part. A 2018, 24, 1341-1353.
153) Ha, S.H.; Choung, P.H. MSM promove a diferenciação de células estaminais do ligamento periodontal humano em osteoblastos e regeneração óssea. Biochem. Biophys. Res. Commun. 2020, 528, 160-167.
154) Panduwawala, C.P.; Zhan, X.; Dissanayaka, W.L.; Samaranayake, L.P.; Jin, L.; Zhang, C. Regeneração de tecidos periodontais in vivo por células estaminais

do ligamento periodontal e células endoteliais em construções tridimensionais de folhas de células. J. Periodontal. Res. 2017, 52, 408-418.
155) Osathanon, T.; Nowwarote, N.; Manokawinchoke, J.; Pavasant, P. bFGF e JAGGED1 regulam a expressão da fosfatase alcalina e a mineralização em células estaminais mesenquimais derivadas de tecido dentário. J. Cell Biochem. 2013, 114, 2551 - 2561.
156) Kang, J.; Fan, W.; Deng, Q.; He, H.; Huang, F. Stem Cells from the Apical Papilla: A Promising Source for Stem Cell-Based Therapy. Biomed. Res. Int. 2019, 2019, 6104738.
157) Ikeda, E.; Yagi, K.; Kojima, M.; Yagyuu, T.; Ohshima, A.; Sobajima, S.; Tadokoro, M.; Katsube, Y.; Isoda, K.; Kondoh, M.; et al. Células multipotentes do terceiro molar humano: Viabilidade da terapia baseada em células para doenças hepáticas. Differentiation 2008, 76, 495-505.
158) Cao, C.; Tarle, S.; Kaigler, D. Characterization of the immunomodulatory properties of alveolar bone-derived mesenchymal stem cells. Res. de células estaminais. 2020, 11, 102.
159) Matichescu, A.; Ardelean, L.C.; Rusu, L.C.; Craciun, D.; Bratu, E.A.; Babucea, M.; Leretter, M. Advanced Biomaterials and Techniques for Oral Tissue Engineering and Regeneration-A Review (Biomateriais e técnicas avançadas para engenharia e regeneração de tecidos orais - uma revisão). Materials 2020, 13, 5303.
160) Abdal-Wahab, M.; Abdel Ghaffar, K.A.; Ezzatt, O.M.; Hassan, A.A.A.; El Ansary, M.M.S.; Gamal, A.Y. Potencial regenerativo de fibroblastos gengivais em cultura no tratamento de defeitos intra-ósseos periodontais (ensaio clínico e bioquímico aleatório). J. Periodontal. Res. 2020, 55, 441-452.
161) Ivanovski, S.; Vaquette, C.; Gronthos, S.; Hutmacher, D.W.; Bartold, P.M. Multiphasic scaffolds for periodontal tissue engineering. J. Dent. Res. 2014, 93, 1212-1221.
162) Woo, H.N.; Cho, Y.J.; Tarafder, S.; Lee, C.H. Os recentes avanços em suportes para regeneração periodontal integrada. Bioact Mater. 2021, 6, 3328-3342.
163) Liu, J.; Ruan, J.; Weir, M.D.; Ren, K.; Schneider, A.; Wang, P.; Oates, T.W.; Chang, X.; Xu, H.H.K. Regeneração do cimento do ligamento ósseo periodontal através de andaimes e células estaminais. Cells 2019, 8, 537.
164) Coachman C, Calamita MA, Sesma N. Documentação dinâmica do sorriso e o processo de desenho digital 2D/3D do sorriso. Int J Periodontics Restor Dent. 2017;37(2):183-193.
165) Daher R, Ardu S, Vjero O, Krejci I. Desenho de sorriso digital 3D com um telemóvel e um scanner ótico intra-oral. Comp Cont Educ Dent. 2018;39(6):e5-8.
166) Dias NS, Tsingene F. A ficha de avaliação estética do SAEF-Smile: uma ferramenta útil para melhorar a comunicação entre clínicos e pacientes durante o tratamento multidisciplinar. Eur J Esthetic Dent. 2011;6(2):160-176.
167) Paolucci B, Calamita M, Coachman C, Gurel G, Shayder A, Hallawell P. Visagismo: A arte da composição dentária. Quintessência da Tecnologia Dentária; 2012:1-14.
168) Fan F, Li N, Huang S, Ma J. Uma abordagem multidisciplinar à reabilitação

funcional e estética da dentinogénese imperfeita tipo II: um relatório clínico. J Prosthet Dent. 2019;122(2):95-103.
169) Zanardi PR, Zanardi RL, Stegun RC, Sesma N, Costa BN, Lagana DC. O uso do conceito de desenho digital do sorriso como ferramenta auxiliar na reabilitação estética: relato de caso. Open Dent J. 2016;10:28.
170) Halley E. O futuro - planeamento 3D mas com o rosto em movimento. Br Dent J. 2015;218:326-327.
171) Willis J, Todorov A. First impressions: making up your mind after 100ms exposure to a face. Psychol Sci. 2006;17:592-8.
172) Hull CW. Aparelho para produção de objectos tridimensionais por estereolitografia. Patente dos Estados Unidos. 1984.
173) Atala A. Regeneração da bexiga por engenharia de tecidos. BJU Int. 2001; 88(7): 765-770.
174) Jakab K, Neagu A, Mironov V, Forgacs G. Impressão de órgãos: Ficção ou ciência. Biorheology. 2004; 41(3-4): 371-375.
175) Murphy SV, Atala A. 3D bioprinting of tissues and organs (Bioimpressão 3D de tecidos e órgãos). Nat Biotechnol. 2014; 32(8): 773-785.
176) Cui X, Dean D, Ruggeri ZM, Boland T. Avaliação dos danos celulares causados por células de ovário de hamster chinês impressas por jato de tinta térmica. Biotechnol Bioeng. 2010; 106(6): 963-969.
177) Tekin E, Smith PJ, Schubert US. Inkjet printing as a deposition and patterning tool for polymers and inorganic particles (Impressão a jato de tinta como ferramenta de deposição e modelação de polímeros e partículas inorgânicas). Soft Matter. 2008; 4(4): 703-713.
178) Chang R, Nam J, Sun W. Effects of dispensing pressure and nozzle diameter on cell survival from solid freeform fabricationbased direct cell writing. Tissue Eng Part A. 2008; 14(1): 41-48.
179) Nair K, Gandhi M, Khalil S, Yan KC, Marcolongo M, Barbee K, et al. Caracterização da viabilidade celular durante os processos de bioimpressão. Biotechnol J. 2009; 4(8): 1168-1177.
180) Gopinathan J, Noh I. Tendências recentes em bioinks para impressão 3D. Biomater Res. 2018; 22(1): 1-5.
181) Chimene D, Lennox KK, Kaunas RR, Gaharwar AK. Bioinks avançados para impressão 3D: Uma perspetiva da ciência dos materiais. Ann Biomed Eng. 2016; 44(6): 2090-2102.
182) Gaviria L, Pearson JJ, Montelongo SA, Guda T, Ong JL. Impressão tridimensional para regeneração craniomaxilofacial. J Korean Assoc Oral Maxillofac Surg. 2017; 43(5): 288-298.
183) Rasperini G, Pilipchuk SP, Flanagan CL, Park CH, Pagni G, Hollister SJ, et al. Scaffold bioresorvível impresso em 3D para reparação periodontal. J Dent Res. 2015; 94(9S): 153S-157S.
184) Tayebi L, Rasoulianboroujeni M, Moharamzadeh K, Almela TK, Cui Z, Ye H. Membrana impressa em 3D para regeneração guiada de tecidos. Mater Sci Eng C. 2018; 84: 148-158.
185) Boven GC, Raghoebar GM, Vissink A, Meijer HJ: Melhorar o desempenho mastigatório, a força de mordida, o estado nutricional e a satisfação do paciente

com overdentures sobre implantes: uma revisão sistemática da literatura. J Oral Rehabil. 2015, 42:220-33..
186) Hanif A, Qureshi S, Sheikh Z, Rashid H: Complicações em implantologia dentária. Eur J Dent. 2017, 11:135-40.
187) Kurt Bayrakdar S, Orhan K, Bayrakdar IS, Bilgir E, Ezhov M, Gusarev M, Shumilov E: Uma abordagem de aprendizagem profunda para o planeamento de implantes dentários em imagens de tomografia computorizada de feixe cónico. BMC Med Imaging. 2021, 21-86.
188) Moufti MA, Trabulsi N, Ghousheh M, Fattal T, Ashira A, Danishvar S: Desenvolvimento de uma solução de inteligência artificial para autossegmentar o osso mandibular edêntulo para planeamento de implantes. Eur J Dent. 2023, 10.1055-0143.
189) Fontenele RC, Gerhardt MD, Picoli FF, et al: Segmentação automática do osso alveolar maxilar baseada em rede neural convolucional em imagens de tomografia computadorizada de feixe cônico. Clin Oral Implants Res. 2023, 34:565-74.
190) Kwak GH, Kwak EJ, Song JM, et al: Deteção automática do canal mandibular usando uma rede neural convolucional profunda. Sci Rep. 2020, 10:5711.
191) Oliveira-Santos N, Jacobs R, Picoli FF, Lahoud P, Niclaes L, Groppo FC: Segmentação automatizada do canal mandibular e sua alça anterior por aprendizado profundo. Sci Rep. 2023, 13:10819.
192) Morgan N, Van Gerven A, Smolders A, de Faria Vasconcelos K, Willems H, Jacobs R: Rede neural convolucional para segmentação automática do seio maxilar em imagens tomográficas computorizadas de feixe cónico. Sci Rep. 2022, 12:7523. 10.1038-41.
193) Michelinakis G, Sharrock A, Barclay CW: Identificação de implantes dentários através da utilização de software de reconhecimento de implantes (IRS). Int Dent J. 2006, 56:203-8.
194) Park W, Huh JK, Lee JH: Aprendizagem profunda automatizada para classificação de radiografias de implantes dentários utilizando um grande conjunto de dados multicêntricos. Sci Rep. 2023, 13:4862. 10.1038-415.
195) Benakatti VB, Nayakar RP, Anandhalli M: Aprendizagem automática para a identificação de sistemas de implantes dentários com base na forma - um estudo descritivo. J Indian Prosthodont Soc. 2021, 21:405-11. 10.4103/jips.jips_324_21
196) Chang Y, Tambe AA, Maeda Y, Wada M, Gonda T: Análise de elementos finitos de implantes dentários com validação: até que ponto podemos esperar que o modelo preveja fenómenos biológicos? Uma revisão da literatura e proposta de classificação de um processo de validação. Int J Implant Dent. 2018, 4:7. 10.1186407.
197) Li H, Shi M, Liu X, Shi Y: Otimização da incerteza do implante dentário com base no método dos elementos finitos, análise de sensibilidade global e regressão vetorial de suporte. Proc Inst Mech Eng H. 2019, 233:232-43. 10.1177.
198) Roy S, Dey S, Khutia N, Chowdhury AR, Datta S: Conceção de implantes dentários específicos para cada paciente utilizando técnicas de análise de elementos finitos e de inteligência computacional. Appl Soft Comput. 2018, 65:272-9. 10.1016/j.asoc.2018.01.025

199) Zaw K, Liu GR, Deng B, Tan KB: Identificação rápida do módulo de elasticidade do tecido de interface em superfícies de implantes dentários utilizando o método de base reduzida e uma rede neural. J Biomech. 2009, 42:634-41. 10.1016/j.jbiomech.2008.12.001.

200) Lyakhov PA, Dolgalev AA, Lyakhova UA, Muraev AA, Zolotayev KE, Semerikov DY: Sistema de redes neuronais para análise de factores estatísticos de pacientes para previsão da sobrevivência de implantes dentários. Front Neuroinform. 2022, 16:1067040. 10.3389/fninf.2022.1067040.

201) Oh S, Kim YJ, Kim J, Jung JH, Lim HJ, Kim BC, Kim KG: Previsão baseada na aprendizagem profunda da osseointegração de implantes dentários utilizando radiografia simples. BMC Saúde Oral. 2023, 23:208. 10.1186/s12903-023-02921-3.

202) Cha JY, Yoon HI, Yeo IS, Huh KH, Han JS: Medição da perda óssea peri-implantar utilizando uma rede neural convolucional baseada na região em radiografias periapicais dentárias. J Clin Med. 2021, 10:1009. 10.3390/jcm10051009.

203) Li Z, Xie R, Bai S, Zhao Y: Colocação de implantes com um robô autónomo de implantes dentários: um relatório clínico. J Prosthet Dent. 2023, S0022-3913:00124-5.

204) C. Lost, " Profundidade das deiscências ósseas alveolares em relação às recessões gengivais, J. Clin. Periodontal. 11 (9) (1984) 583-589.

205) K. Pradeep, P. Rajababu, D. Satyanarayana, V. Sagar, Recessão gengival: revisão e estratégias no tratamento da recessão, Case Rep. Dentistry (2012), 2012.

206) P.I. Eke, B. Dye, L. Wei, G. Thornton-Evans, R. Genco, Prevalência de periodontite em adultos nos Estados Unidos: 2009 e 2010, J. Dent. Res. 91 (10) (2012) 914-920.

207) P.N. Papapanou, M. Sanz, N. Buduneli, T. Dietrich, M. Feres, D.H. Fine, et al., Periodontitis: consensus report of workgroup 2 of the 2017 world workshop on the classification of periodontal and peri-implant diseases and conditions, J. Periodontol. 89 (2018) S173-SS82.

208) G.C. Armitage, O exame periodontal completo, Periodontol 2000 34 (1) (2004) 22-33.

209) S.J. Froum, W.C. Wang, Risks and benefits of probing around natural teeth and dental implants, Compêndio de Educação Contínua em Medicina Dentária (Jamesburg, NJ: 1995) 39 (1) (2018) 2025, questionário 26.

210) R. Chifor, A.F. Badea, I. Chifor, D.-A. Mitrea, M. Crisan, M.E. Badea, Avaliação periodontal utilizando um método de imagem não invasivo (ultrassonografia), Med. Pharmacy Rep. 92 (Suppl No 3) (2019) S20.

211) K.-C.T. Nguyen, L.H. Le, N.R. Kaipatur, P.W. Major, Imaging a junção cemento-esmalte usando um transdutor ultra-sônico de 20 MHz, Ultrasound Med. Biol. 42 (1) (2016) 333-338.

212) J.R. Burt, N. Torosdagli, N. Khosravan, H. RaviPrakash, A. Mortazi, F. Tissavirasingham, et al., Deep learning beyond cats and dogs: recent advances in diagnosing breast cancer with deep neural networks, Br. J. Radiol. 91 (1089)

(2018), 20170545.
213) H. Askar, J. Krois, C. Rohrer, S. Mertens, K. Elhennawy, L. Ottolenghi, et al., Detectando lesões de manchas brancas em fotografias dentárias usando aprendizado profundo: um estudo piloto, J. Dent. (2021), 103615.
214) Luciano C, Banerjee P, DeFanti T. Simulador de treino periodontal de realidade virtual baseado em haptics. Virtual Reality. 2009;13:69-85.
215) Rudd K, Bertoncini C, Hinders M. Simulações da sonda periodontal ultra-sonográfica usando a técnica de integração finita. Open Acoust J. 2009;2:1-9.
216) Rana A, Yauney G, Wong LC, Gupta O, Muftu A, Shah P, et al. Segmentação automatizada de doenças gengivais a partir de imagens orais. In: 2017 IEEE Inovações na área da saúde e tecnologias de ponto de atendimento (HI-POCT). Bethesda, MD; 2018. p. 144-7.
217) Lee JH, Kim DH, Jeong SN, Choi SH. Diagnóstico e previsão de dentes periodontalmente comprometidos usando um algoritmo de rede neural convolucional baseado em aprendizado profundo. J Periodontal Implant Sci. 2018;48(2):114-23.
218) Krois J, Ekert T, Meinhold L, Golla T, Kharbot B, Wittemeier A, et al. Aprendizagem profunda para a deteção radiográfica da perda óssea periodontal. Scientific Rep. 2019;9:8495.
219) Kellam P, Weiss RA. Infectogenomics: insights do genoma do hospedeiro sobre as doenças infecciosas. Cell. 2006 Feb 24;124(4):695- 7.
220) Archana PM, Salman AA, Kumar TSS, Saraswathi PK, Panishankar KH, Kumarasamy P. Association between interleukin-1 gene polymorphism and severity of chronic periodontitis in a south Indian population group. J Indian Soc Periodontol. 2012;16(2):174-8.
221) Christodoulides N, Floriano PN, Miller CS, Ebersole JL, Mohanty S, Dharshan P, et al. Lab-on-a-chip methods for point-of care measurements of salivary biomarkers of periodontitis. Ann N Y Acad Sci. 2007 Mar;1098:411-28.
222) Wong DTW. Salivaomics. J Am Dent Assoc. 2012 Oct;143(10 Suppl):19-24.
223) Vaidya P, Mahale S, Badade P, Warang A, Kale S, Kalekar L. Dermatoglifia em periodontia: Uma avaliação da relação entre as impressões digitais e o estado periodontal - Um estudo de observação transversal. Indian J Dent Res. 2017 Dec;28(6):637-41.
224) Iwasaki K, Akazawa K, Nagata M, Komaki M, Honda I, Morioka C, et al. O destino das células estaminais do ligamento periodontal transplantadas em defeitos periodontais criados cirurgicamente em ratos. Int J Mol Sci. 2019 Jan 7;20(1).
225) Venkatesh Prabhuji ML, Khaleelahmed S, Vasudevalu S, Vinodhini K. Terapia por ondas de choque extracorporais em periodontia: Um novo paradigma. J Indian Soc Periodontol. 2014;18(3):412-5.
226) Mallikarjun SA, Tiwari S, Sathyanarayana S, Devi PR. Haptics in periodontics. J Indian Soc Periodontol. 2014;18(1):112-3.
227) Gilson A, Safranek CW, Huang T, Socrates V, Chi L, Taylor RA, Chartash D: How does ChatGPT perform on the United States medical licensing examination? the implications of large language models for medical education and knowledge assessment. JMIR Med Educ. 2023, 9-45312.

228) Sabry Abdel-Messih M, Kamel Boulos MN: ChatGPT em toxicologia clínica . JMIR Med Educ. 2023, 9-46876.
229) Sallam M: ChatGPT utility in healthcare education, research, and practice: systematic review on the promising perspectives and valid concerns. Healthcare (Basileia). 2023, 11:887.
230) Schwendicke F, Samek W, Krois J: Inteligência artificial em medicina dentária: oportunidades e desafios. J Dent Res. 2020, 99:76974.
231) Sallam M: ChatGPT utility in healthcare education, research, and practice: systematic review on the promising perspectives and valid concerns. Cuidados de saúde (Basileia). 2021, 12:734.
232) Temsah O, Khan SA, Chaiah Y, et al: Overview of early ChatGPT's presence in medical literature: insights from a hybrid literature review by ChatGPT and human experts. Cureus. 2023, 15:e37281.
233) Hopkins AM, Logan JM, Kichenadasse G, Sorich MJ: Os chatbots de inteligência artificial vão revolucionar a forma como os doentes com cancro acedem à informação: O ChatGPT representa uma mudança de paradigma. JNCI Cancer Spectr. 2023, 7:10.1093.
234) Balel Y: Pode o ChatGPT ser utilizado na cirurgia oral e maxilofacial? J Stomatol Oral Maxillofac Surg. 2023, 101471.
235) Rokhshad R, Keyhan SO, Yousefi P: Aplicações de inteligência artificial e desafios éticos na cirurgia estética oral e maxilo-facial: uma revisão narrativa. Maxillofac Plast Reconstr Surg. 2023, 45:14.
236) Vinayahalingam S, Berends B, Baan F, Moin DA, van Luijn R, Berge S, Xi T: Deep learning for automated segmentation of the temporomandibular joint. J Dent. 2023, 132:104475.
237) Eggmann F, Weiger R, Zitzmann NU, Blatz MB: Implicações de grandes modelos linguísticos como o ChatGPT para a medicina dentária. J Esthet Restor Dent. 2023, 1-5.
238) Strunga M, Urban R, Surovkova J, Thurzo A: Sistemas de inteligência artificial que auxiliam na avaliação do curso e da retenção do tratamento ortodôntico. Healthcare (Basileia). 2023, 11:683. 10.3390/healthcare11050683
239) Vishwanathaiah S, Fageeh HN, Khanagar SB, Maganur PC: Inteligência artificial seus usos e aplicação em odontopediatria: uma revisão. Biomedicines. 2023, 11:788. 103-390.
240) Schwendicke F, Cejudo Grano de Oro J, Garcia Cantu A, Meyer-Lueckel H, Chaurasia A, Krois J: Inteligência artificial para a deteção de cáries: valor dos dados e da informação. J Dent Res. 2022, 101:1350-1356.
241) Schwendicke F, Mertens S, Cantu AG, Chaurasia A, Meyer-Lueckel H, Krois J: Custo-eficácia da IA para a deteção de cáries: ensaio aleatório. J Dent. 2022, 119:104080. Tandon, D.; Rajawat, J. Presente e futuro da inteligência artificial em odontologia. J. Oral Biol. Craniofacial Res. 2020, 10, 391-396.
242) Mittelstadt B. Ethics of the health-related internet of things: a narrative review. Ethics Informat Technol. (2017) 19:157-75.
243) Williamson JB. Preservar a confidencialidade e a segurança da informação sobre os cuidados de saúde dos doentes. Top Health Informat Manage. (1996) 16:56-60.

244) Montgomery J. Data sharing and the idea of ownership (Partilha de dados e a ideia de propriedade). Novo corpo Bioeth Multidiscipl J Biotechnol. (2017) 23:81-6.

245) Mikk KA, Sleeper HA, Topol EJ. The pathway to patient data ownership and better health (O caminho para a propriedade dos dados dos pacientes e uma saúde melhor). JAMA. (2017) 318:1433-4.

246) Keskinbora KH. 2019. Considerações de ética médica sobre inteligência artificial. J Clin Neurosci. 64:277-282.

247) Char DS, Shah NH, Magnus D. 2018. Implementar a aprendizagem automática nos cuidados de saúde - abordar os desafios éticos. N Engl J Med. 378(11):981-983.

248) Currie G, Hawk KE, Rohren EM. 2020. Princípios éticos para a aplicação da inteligência artificial (IA) em medicina nuclear. Eur J Nucl Med Mol Imaging. 47(4):748-752.

249) Hauser-Ulrich S, Kunzli H, Meier-Peterhans D, Kowatsch T. 2020. Um chatbot de cuidados de saúde baseado em smartphone para promover o autogerenciamento da dor crônica (SELMA): ensaio piloto randomizado controlado. JMIR Mhealth Uhealth. 8(4):15806.

250) Coiera EW. Artificial intelligence in medicine: the challenges ahead. J Am Med Inf Assoc. 1996;3(6):363-366.

251) Diprose W, Buist N. Inteligência artificial em medicina: os humanos não precisam de se candidatar? N Z Med J. 2016;129(1434):73-76.

252) Schwendicke F, Golla T, Dreher M, Krois J. 2019. Redes neurais convolucionais para diagnóstico de imagens dentárias: uma revisão de escopo. J Dent. 91:103226.

253) Gianfrancesco MA, Tamang S, Yazdany J, Schmajuk G. 2018. Potenciais vieses em algoritmos de aprendizado de máquina usando dados de registros eletrônicos de saúde. JAMA Intern Med. 178(11):1544-1547.

254) Inglaterra JR, Cheng PM. 2019. Inteligência artificial para análise de imagens médicas: um guia para autores e revisores. AJR Am J Roentgenol. 212(3):513-519.

255) Maddox TM, Rumsfeld JS, Payne PRO. 2019. Questões para a inteligência artificial nos cuidados de saúde. JAMA. 321(1):31-32.

256) Boehm A, Jeong IC, Finkelstein J, Whalen S, Graham R. Usando big data para descobrir os determinantes do paciente na conformidade da utilização de cuidados em uma clínica odontológica estudantil. Stud Health Technol Inform 2019;262:324-327.

257)

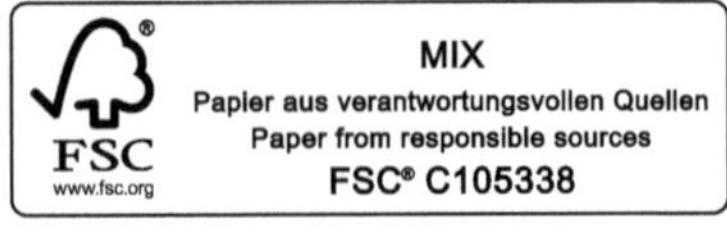


Printed by Books on Demand GmbH, Norderstedt / Germany